Carl-Auer

Systemische Therapie und Beratung

In den Büchern der Reihe zur systemischen Therapie und Beratung präsentiert der Carl-Auer Verlag grundlegende Texte, die seit seiner Gründung einen zentralen Stellenwert im Verlag einnehmen. Im breiten Spektrum dieser Reihe finden sich Bücher über neuere Entwicklungen der systemischen Arbeit mit Einzelnen, Paaren, Familien und Kindern ebenso wie Klassiker der Familien- und Paartherapie aus dem In- und Ausland, umfassende Lehr- und Handbücher ebenso wie aktuelle Forschungsergebnisse. Mit den roten Bänden steht eine Bibliothek des systemischen Wissens der letzten Jahrzehnte zur Verfügung, die theoretische Reflexion mit praktischer Relevanz verbindet und als Basis für zukünftige nachhaltige Entwicklungen unverzichtbar ist. Nahezu alle bedeutenden Autoren aus dem Feld der systemischen Therapie und Beratung sind hier vertreten, nicht zu vergessen viele Pioniere der familientherapeutischen Bewegung. Neue Akzente werden von jungen und kreativen Autoren gesetzt. Wer systemische Therapie und Beratung in ihrer Vielfalt und ihren transdisziplinären und multiprofessionellen Zusammenhängen verstehen will, kommt um diese Reihe nicht herum.

Tom Levold
Herausgeber der Reihe *Systemische Therapie und Beratung*

Barbara Couvert

Vererbte Geschichte

Wie psychische Erfahrungen an nachfolgende Generationen weitergegeben werden

Aus dem Französischen von Jutta Deutmarg
Mit einem Vorwort von Bruno Hildenbrand

2024

Themenreihe »Systemische Therapie und Beratung«
hrsg. von Tom Levold
Reihengestaltung: Uwe Göbel
Umschlaggestaltung: B. Charlotte Ulrich
Umschlagfoto: © Tasha Vector – stock.adobe.com
Redaktion: Eva Dempewolf
Satz: Drißner-Design u. DTP, Meßstetten
Printed in Germany
Druck und Bindung: CPI books GmbH, Leck

MIX
Papier | Fördert gute Waldnutzung
FSC® C083411
www.fsc.org

CPI klimaneutral
Mehr Bäume.Weniger CO_2

Erste Auflage, 2024
ISBN 978-3-8497-0427-8 (Printausgabe)
ISBN 978-3-8497-8479-9 (ePUB)

Die Originalausgabe erschien unter dem Titel «Heriter de l'histoire familiale»?
© 2021, Groupe Elidia Éditions du Rocher, 9, espace Méditerranée –
66000 Perpignan/10, rue Mercoeur – 75011 Paris.

Aus dem Französischen übersetzt von Jutta Deutmarg

Bibliografische Information der Deutschen Nationalbibliothek:
Die Deutsche Nationalbibliothek verzeichnet diese Publikation
in der Deutschen Nationalbibliografie; detaillierte bibliografische
Daten sind im Internet über http://dnb.d-nb.de abrufbar.

Informationen zu unserem gesamten Programm, unseren Autoren
und zum Verlag finden Sie unter: **https://www.carl-auer.de/**
Dort können Sie auch unseren Newsletter abonnieren.

Carl-Auer Verlag GmbH
Vangerowstraße 14 • 69115 Heidelberg
Tel. +49 6221 6438-0 • Fax +49 6221 6438-22
info@carl-auer.de

Inhalt

Vorwort

Genau genommen ist dies ein Buch über Genogrammarbeit, wenn auch das Wort Genogramm nur im Zusammenhang mit der Frage der grafischen Darstellung in einer Fußnote vorkommt. Genogramme können in einer einfachen Hinsicht als grafische Darstellungen eines Familienzusammenhangs betrachtet werden, der, folgen wir der Autorin, sich über drei Generationen erstreckt, also auch die Großeltern einbezieht. Die Beispiele, die die Autorin verwendet, stammen zum Teil aus ihrer beruflichen Praxis, zum Teil aus ihrem persönlichen Umfeld. Dagegen ist nichts einzuwenden, solange das gebotene Material reflektiert wird. Und dass dies hier geschieht, daran besteht kein Zweifel.

Die Drei-Generationen-Perspektive wird von der Autorin wie selbstverständlich angenommen, wie gleich der erste Absatz dieses Buches zeigt. Das ist hierzulande durchaus nicht weit verbreitet. Anderes als der Einschluss der Großeltern ist bei dieser aus Frankreich kommenden und dort fachlich sozialisierten Autorin auch nicht zu erwarten. Genauer: Französisches Familienleben wird plastisch in den Beispielen, die in diesem Buch gegeben werden, und die für das Verständnis von Familien unentbehrlichen Klassiker wie Claude Lévi-Strauss, Marcel Mauss und Maurice Halbwachs werden berücksichtigt. Das garantiert dem Leser (der Leserin, egal, ob männlich, weiblich oder sonst etwas) hierzulande bereits eine neue Perspektive auf den Gegenstand. Damit ist ein erster Gewinn aus der Lektüre dieses Buchs erwähnt.

Und wenn ich gleich mit den Erträgen fortfahre, die dieses Buch zu bieten hat: Dies bezieht sich auf zwei Themen, die ich aus der gebotenen Fülle herausgreifen will: Als Erstes ist zu nennen die Einbeziehung neurowissenschaftlicher und genetischer Perspektiven in das Arbeiten mit Genogrammen. Zweitens geht es um das Thema der Wiederholungen von Spezifika eines Familienlebens über Generationen hinweg. Mit beiden Themen will ich mich in Hinblick auf die Frage befassen, wie weit sie tragen, wenn man sie in die eigene gewohnte Praxis der Arbeit mit Familiengeschichten einbezieht.

Was bringen Befunde der Neurowissenschaften und der Genetik für die Arbeit mit Familiengeschichten? Es dauert in diesem Buch eine

Weile, bis neurowissenschaftliche, allgemeiner formuliert: naturwissenschaftliche Befunde in einem persönlichen Beispiel der Autorin auftauchen. Erstmals ist dies im Kapitel über sexuelle Gewalt der Fall (S. 119). Dort heißt es über Triebtäter:

»Ein Stimulus weckt die Erinnerung an ein Trauma, das nicht mehr bewusst ist, und löst eine unerträgliche Angst aus, mit der Folge, dass Adrenalin und Cortisol ansteigen und gleichzeitig die emotionale Anästhesie reaktiviert wird, die man zum Zeitpunkt des Traumas durchlebt hat. Die Wirkung der Endorphine lässt – wie bei harten Drogen – immer mehr nach, sodass eine immer größere Menge benötigt wird und man daher für immer mehr Stress sorgt.«

Denkt man dieses Thema weiter, dann stellt sich die Frage der Verantwortlichkeit: Können Triebtäter den Anstieg von Adrenalin und Cortisol mit ihrem Willen kontrollieren? Wenn ja, dann kann man ihnen vorwerfen, dass sie bei der Kontrolle dieser körpereigenen Stoffe versagt haben. Meiner von Fachwissen unbeeinflussten Auffassung nach (auch die Autorin weist keine entsprechende Vorbildung auf) ist diese Beeinflussung nicht möglich. Die Behandlung einer solchen Störung wäre demnach eine neurologische oder endet darin, den Klienten anzuweisen, kritischen Situationen aus dem Weg zu gehen.

Bisher ging es in diesem Zusammenhang immer nur um eine Richtung: Körpereigene Prozesse beeinflussen Verhalten. Von einer umgekehrten Richtung ist noch nicht die Rede, und sie wird auch nicht Thema werden. Die Autorin weist selbst darauf hin, dass die Descartes zugeschriebene Auffassung von der Leib-Seele-Trennung unzutreffend sei (S. 38). Das hat auch Blaise Pascal erkannt («la cœur a ses raisons que la raison ne connaît pas»). In *Also sprach Zarathustra (Bd. 1, 1883, S. 43) schreibt Friedrich Nietzsche:*

»Hinter deinen Gedanken und Gefühlen, mein Bruder, steht ein mächtiger Gebieter, ein unbekannter Weiser – der heißt Selbst. In deinem Leibe wohnt er, dein Leib ist er.

Es ist mehr Vernunft in deinem Leibe, als in deiner besten Weisheit. Und wer weiß denn, wozu dein Leib gerade deine beste Weisheit nöthig hat?«

Auf der Ebene der philosophischen Diskussion ist der Fall also klar. Aber bleibt das auch, wenn wir uns auf die Ebene von Familienzusammenhängen über drei Generationen begeben? Pädophilie ist nicht heilbar, teilt ein Autor im deutschen Ärzteblatt mit. Jedoch hält er diese Krankheit für behandelbar. Er arbeitet mit der Einsicht der

Patienten; auf den Neurowissenschaften fundierte Behandlungsmöglichkeiten zieht er nicht in Betracht. Andere Ansätze zur Hilfe bei Kindeswohlgefährdung ignorieren die Täter-Seite.

Zweifel hinsichtlich des die Naturwissenschaften berücksichtigenden Ansatzes von Barbara Couvert bleiben.

Wiederholungen: Damit komme ich zu meinem zweiten Thema. Dieser Komplex erfreut sich hierzulande größter Beliebtheit. Meist wird nicht bedacht, dass im Zeitverlauf jede Wiederholung in einem anderen historischen Kontext stattfindet. Anders in diesem Buch, in dem die Kontexte in den Beispielen ausführlich zur Sprache kommen.

Wiederholungen sind ein Aspekt der intergenerationalen Weitergabe. Man kann dies im Rahmen sozialwissenschaftlicher Deutungen und Interpretationen verstehen, naturwissenschaftliche Herangehensweisen sind entbehrlich. Bourdieus Konzept des Habitus reicht aus, wie es die Autorin selbst auch nahelegt. Oder man zieht einen anderen von Barbara Couvert geschätzten Wissenschaftler heran, Maurice Halbwachs, und geht davon aus, dass Gedächtnisse innerhalb von sozialen Rahmen, zum Beispiel solcher einer Familie, operieren.

In diesem Zusammenhang sollte das Thema Transformation nicht übersehen werden. Die entscheidende Frage lautet: Frieren Wiederholungen Familienentwicklungen ein? Oder lässt man es beim Feststellen von Wiederholungen, um etwas Ordnung in unübersichtliche Familienzusammenhänge zu bringen, verengt also die Perspektive?

Daniel Bertaux und Isabelle Bertaux-Wiame haben in einer Studie über »Transmissionen und soziale Mobilität über fünf Generationen« (BIOS, Jg. 4, Heft 1, 1991) festgestellt, dass Familien u. a. ein Kapital sozialer Beziehungen aufbauen. Erben eines solchen Kapitals, die dieses transformieren in das Identische, werden zum Objekt. Den Subjekt-Status erreicht der Erbe (je nachdem auch die Erbin), wenn er sich das Erbe zu eigen macht, indem er es transformiert, indem er also, um ein Beispiel zu nennen, ein Beziehungskapital in einen anderen gesellschaftlichen Bereich als den, in welchem es entstanden ist, verlagert. Das ist die Transformation zum Äquivalenten. Goethe hat sich dazu folgendermaßen geäußert: »Was du ererbt von deinen Vätern hast erwirb es um es zu besitzen«, spricht Faust in Teil I, Nacht (Z. 682 f.). *Durch den Prozess des Erwerbens gedeihen Weitergaben zur Transformation.*

Durch diesen Ansatz gewinnt das Konzept der Wiederholungen Tiefe in zweierlei Gestalt: Erstens lenkt es den Blick auf Anzeichen dafür, seinem Leben einen eigenen Stempel aufzudrücken, was der Autonomie der Lebenspraxis dienlich sein kann oder auch nicht; zweitens bietet es Ansatzpunkte für Beratung und Therapie: Wo zeigen sich Einstiege für das Anstoßen von Transformationen, um festgefahrene Familienzusammenhänge wieder in Bewegung zu bringen? Besteht dafür überhaupt Interesse bzw. Bereitschaft seitens der Klienten, und, wo nötig, wie kann es geweckt werden?

Barbara Couvert bringt frischen Wind in das landläufige Denken über Genogrammarbeit. Dass dieser Wind nicht immer eine nützliche Richtung nimmt, ist kein Drama, sondern eine Anregung, weiter zu denken.

Bruno Hildenbrand
Marburg, im Januar 2024

1 Einleitung

»Ich begriff, dass nicht das Geschriebene bedrohlich ist, sondern das Unfassbare, das diesen Schreibprozess zu einem sehr viel früheren Zeitpunkt ausgelöst hat.«
Martin Winckler, *Plumes d'Ange*

Manche Menschen werden offenbar von einer Geschichte bestimmt, die nicht ihre eigene ist. Geburten, Eheschließungen, Todesfälle fallen auf Daten, die für die Familie von besonderer Bedeutung sind; ähnliche Unfälle ereignen sich eine oder mehrere Generationen später zu genau demselben Zeitpunkt; Krankheiten bringen zum Vorschein, was eine Mutter oder ein Großvater erlebt hat ... Ich bin auf so viele erstaunliche, ja geradezu unglaubliche Situationen oder Ereignisse gestoßen, seit ich mich für Psychogenealogie interessiere, dass es sich dabei nicht einfach um Zufälle handeln kann.

Die Familiengeschichte hat bei einigen von uns sehr schmerzhafte Auswirkungen auf Körper und Seele. Etwas aus dem Leben eines Vorfahren[1] wurde an uns weitergegeben, ohne Absicht, unbewusst. Aber wie kann ein vergessenes Ereignis aus der Familiengeschichte noch eine oder mehrere Generationen später Folgen für einen »Erben« haben? Und ist es möglich, dem zu entkommen?

Die Ähnlichkeit der Geschehnisse deutet darauf hin, dass es sich um ein Wiederauftauchen einer Erinnerung handelt, die uns veranlasst, Ereignisse zu wiederholen, umzuwandeln und etwas in Ordnung zu bringen, das vor unserer Geburt stattgefunden hat. Dieses Wiederauftauchen führt dazu, dass wir bestimmte Handlungen vollziehen, krank werden oder manchmal auch große Schwierigkeiten bewältigen müssen.

Man bezeichnet dieses Phänomen als »transgenerationale Weitergabe«, weil es zwischen dem ursprünglichen Ereignis und der Art und Weise, wie es bei einem Nachfahren wieder in Erscheinung tritt, kein sichtbares vermittelndes Element gibt. Manchmal ist es so stark, dass es wie ein unabwendbares Schicksal erscheint, das einen überrascht, fasziniert, beunruhigt. Telepathie? Familiäres Unbewusstes?

1 Der leichteren Lesbarkeit halber wird in diesem Buch das generische Maskulinum verwendet, das per definitionem alle Geschlechter umfasst.

Die meisten Theorien verweisen auf eine psychische Weiterleitung, um diese Phänomene zu erklären.

Inzwischen ermöglichen neue Erkenntnisse der Neurowissenschaftler über unser Gedächtnis und unsere Kommunikation sowie Entdeckungen im Bereich der Genetik (Spiegelneuronen, Gehirnwellen, Epigenetik) die Beschreibung physiologischer Prozesse, die zu einem besseren Verständnis davon führt, wie die Geschichte eines Vorfahren uns erreichen und prägen kann.

Wir werden sehen, dass dieses Erbe seinen Ursprung in der Intensität der Emotionen hat, die ein Vorfahre bei einem traumatisierenden Ereignis durchlebte. Diese Emotionen prägen sich in das Gedächtnis des Betroffenen ein, werden gespeichert, ehe sie auf unsichtbare, aber sehr effiziente Weise weitergegeben werden. Diesen Ursprung der transgenerationalen Manifestationen an Körper und Psyche müssen wir also untersuchen.

Ehe wir uns mit den Prozessen beschäftigen, die die transgenerationale Weitergabe ermöglichen, werden wir uns mit ihrem Ursprung befassen: den psychischen und physiologischen Auswirkungen, die ein erschütterndes Ereignis auf jeden Menschen ausübt. Dies ist Gegenstand der ersten beiden Kapitel, in denen es um Emotionen, unser Gedächtnis und Somatisierung geht. Anschließend werden wir uns der Familie zuwenden, diesem Universum, das sich durch ganz bestimmte Strukturen auszeichnet, und der Art und Weise, wie sie manchmal einige ihrer Mitglieder behandelt.

Wir werden dann entdecken, durch welche physiologischen und psychischen Mechanismen die »Erben« von Ereignissen beeinflusst werden können, die sie nicht selbst erlebt haben und von denen sie häufig gar nichts wissen. Und wir werden sehen, wie diese außergewöhnlichen Wahrnehmungsfähigkeiten uns ein Verständnis dessen ermöglichen, was nicht ausgesprochen wird.

So werden wir die einzelnen Phasen der Übertragung verfolgen, die bereits vor der Zeugung des zukünftigen »Erben« beginnt, sich während der Schwangerschaft fortsetzt und ihren Einfluss im Verlauf des Familienlebens immer weiter ausübt.

Im Laufe dieser Untersuchung werden wir Vincent und Theo van Gogh begegnen, Arthur Rimbaud und Sigmund Freud; Menschen, die einen Völkermord überlebt haben, Straftätern, Friedhofswärtern und zahlreichen anderen Menschen. Männern und Frauen, die sich von einer transgenerationalen Übertragung befreien konnten – oder auch nicht.[2] Diese Begegnungen werden auch Aufschluss darüber geben, wie man sich von dieser Beeinflussung befreien kann, denn wir können – wenigstens teilweise – unser Erbe und sogar das, was wir unseren Nachkommen vererben würden, neu programmieren.

2 Familien- und Vornamen habe ich jeweils verändert bzw. ersetzt, wenn sie nicht bereits in der Presse genannt wurden. Mitglieder meiner eigenen Familie habe ich erwähnt, soweit ihnen kein Schaden daraus entstehen kann.

2 Emotionen und Gedächtnis

»Das unermessliche Gebäude der Erinnerung«
Marcel Proust, *À la recherche du temps perdu*

Gewiss, wir sind Vernunftwesen. Aber was wären wir ohne Emotionen und Gedächtnis? Ein leerer Körper? Eine Software? Emotionen und Gedächtnis, die zusammen mit dem Verstand unsere Psyche bilden, beruhen auf komplexen Mechanismen und sind das Ergebnis körperlicher Erfahrungen. Sie sind ein Produkt unserer individuellen Physiologie und werden durch die Art und Weise, wie wir die Welt mittels unserer Gefühle und geistigen Fähigkeiten wahrnehmen, interpretiert und angepasst. Körper und Psyche sind untrennbar miteinander verknüpft.

Unser individuelles Gleichgewicht hängt jeweils davon ab, wie Emotionen und Gedächtnis miteinander interagieren. Normalerweise klingt eine Emotion ab. Sie hinterlässt eine Spur in unserem Gedächtnis, aber unser Körper gewinnt sein physiologisches Gleichgewicht zurück. Erfährt ein Mensch jedoch über einen längeren Zeitraum Stress oder erlebt ein Trauma, ist diese Wiederherstellung des Gleichgewichts nicht möglich. Die Erinnerung bleibt präsent wie ein Kratzer auf einer Schallplatte, oder sie verschwindet, taucht aber – scheinbar zufällig – irgendwann wieder auf.

Diese Beeinträchtigungen des Gedächtnisses, die mit psychischen Schwierigkeiten verbunden sind, bilden den Ausgangspunkt der transgenerationalen Weitergabe. Daher ist es notwendig, sie einer genaueren Untersuchung zu unterziehen.

Emotionen

Die Liste möglicher Emotionen ist lang. Sie reicht von Bewunderung über Niedergeschlagenheit oder Begeisterung bis hin zu Trauer. Der US-amerikanische Psychologe Paul Ekman hat untersucht, welchen Gesichtsausdruck eine bestimmte Emotion jeweils auslöst. Er gilt als Pionier auf diesem Forschungsgebiet und hat sechs sogenannte *Grundemotionen* definiert, die universell seien: Alle Menschen weltweit stimmten – ungeachtet aller sonstigen Unterschiede – darin überein.

Diese Grundemotionen sind: Freude, Trauer, Ärger, Ekel, Angst und Überraschung. Aus diesen Basiselementen setzten sich alle Emotionen zusammen.

Im Gegensatz zu *Gefühlen*, die sich dadurch auszeichnen, dass sie beständig sind und der Gegenstand, auf den sie sich beziehen, nicht präsent sein muss, um sie zu aktivieren, sind *Emotionen* nicht von Dauer: Sie werden durch einen Reiz ausgelöst, entfalten sich, klingen dann ab und machen Platz für Ruhe oder eine neue Emotion. Die damit verbundene körperliche Erregung – Zittern, beschleunigter Herzschlag Schweißausbrüche etc. – nimmt ab und verschwindet schließlich. So jedenfalls verläuft dieser Vorgang in normalen Situationen.

Vom Stimulus zu Emotionen

In einer gewohnten Umgebung, in der wir uns geborgen fühlen, laufen unsere Körperfunktionen ab, ohne dass wir ihnen Aufmerksamkeit schenken, sowohl wenn wir uns ausruhen, als auch, wenn wir aktiv sind: Wir atmen, verdauen, gehen, sprechen, denken und lieben, ohne uns der außergewöhnlichen Komplexität unseres Organismus bewusst zu sein, der all dies ermöglicht. Wahrnehmungen, Nervenbahnen, Nahrung, Luft und Hormone – sie alle kommunizieren miteinander und arbeiten zusammen, damit wir im Austausch mit unserer Umgebung leben können. Und wir bekommen nichts davon mit. Unser Körper ist ein lebendiger Organismus, der darauf ausgerichtet ist, das eigene Überleben und das der menschlichen Spezies zu gewährleisten.

Unser Leben besteht aus einem permanenten und unverzichtbaren Austausch mit Luft, Wasser, Nahrung und mit anderen Menschen. Diese Umgebung kann sich jedoch als gefährlich erweisen: Luft und Wasser können verunreinigt, andere Menschen uns feindlich gesinnt sein. Wir müssen unser Umfeld also ständig bewerten, um herauszufinden, ob es gut oder schlecht oder sogar gefährlich ist. Dies tun wir, ohne uns dessen bewusst zu sein.

Unser Gehirn stützt sich dabei auf unsere fünf Sinne (Sehen, Riechen, Hören, Tasten, Schmecken) und die jeweiligen Organe. Diese kleinen Sensoren sind in ständiger Alarmbereitschaft und die ersten Schaltstellen des außergewöhnlichen Parcours, über den in wenigen Tausendstelsekunden Wahrnehmungen in Emotionen und Gedanken umgewandelt werden. Denn in diesem unendlich kleinen Zeitraum werden das zentrale Nervensystem (Gehirn und Rückenmark), das periphere Nervensystem (motorische Nerven, die auf die Muskeln einwirken), das autonome Nervensystem und das Hormonsystem aktiv und kommunizieren miteinander, um unseren Körper der Situation anzupassen.

Die Informationen, die unsere Sinne aufgenommen haben, werden durch die sensorischen Nerven über Nervenbahnen an das zentrale Nervensystem übermittelt, wo sie erneut verarbeitet und durch die motorischen Nerven in Handlungen umgesetzt werden (Annäherung, Flucht, Reflex).

Gleichzeitig sendet das autonome Nervensystem Befehle an die inneren Körperfunktionen, die wir – abgesehen von unserer Atmung[3] – nicht willkürlich beeinflussen können, etwa unsere Verdauung, die Erweiterung der Bronchien oder die Herztätigkeit. Das autonome Nervensystem gliedert sich in zwei Bestandteile: das sympathische Nervensystem und das parasympathische Nervensystem. Ersteres tritt in Aktion, sobald der Stimulus auftaucht: Die Herztätigkeit wird gesteigert, die Bronchien werden erweitert und unsere sensorischen Fähigkeiten intensiviert, gleichzeitig wird die Aktivität unseres Verdauungssystems eingestellt. Das parasympathische Nervensystem greift ein, sobald sich die Situation, die die Emotion ausgelöst hat, beruhigt. Es führt unseren Organismus wieder zurück zur normalen Funktion und versetzt ihn in einen Ruhezustand.

Parallel zur Aktivität der Nervensysteme spielt der Hypothalamus eine Rolle als Schaltstelle zwischen dem autonomen Nervensystem und dem Hormonsystem. Über die Hypophyse setzt er das Hormonsystem in Gang. Die endokrinen Drüsen produzieren daraufhin Hormone, kleine Botenstoffe, die über das Blut transportiert werden, dem Hypothalamus Informationen über den Zustand unseres Körpers vermitteln und unseren Stoffwechsel durch Rückkopplung regulieren. Die Hormone regeln sowohl Wachstum also auch Schlaf und Fortpflanzung. Einige spielen eine wesentliche Rolle, wenn es um unsere Reaktion auf die verschiedenen Situationen geht, mit denen wir konfrontiert werden. Adrenalin beispielsweise, das sogenannte Stresshormon, bereitet uns auf Angriff oder Flucht vor, indem es unseren Herzschlag beschleunigt, den Blutdruck erhöht und die Bronchien erweitert, wodurch die Funktion des sympathischen Nervensystems zum Erhalt der aufrechten Körperhaltung (Orthostase) unterstützt

3 Daher ist die Atmung ein großartiges »Hilfsmittel« zur Beruhigung: Indem wir ruhiger atmen, unterstützen wir die Rückkehr zu einer normalen Hormonproduktion.

wird. Cortisol und Endorphine übernehmen diese Aufgabe, wenn die Situation länger andauert.

Das autonome Nervensystem und das Hormonsystem sind zuständig für das Gleichgewicht unserer physiologischen Körperfunktionen (Homöostase): Sie können Abweichungen wahrnehmen und korrigieren.

Die Übermittlung all dieser Informationen erfolgt in einer Rekordzeit von wenigen Tausendstelsekunden, die Rückkehr zum normalen Ruhezustand aber dauert länger: Manchmal brauchen wir mehrere Minuten, ehe wir aufhören zu zittern oder unser Herz wieder langsamer schlägt.

Emotionen sind also eine vorübergehende körperliche Reaktion des Wohlbefindens oder Unbehagens auf eine Situation, die unsere Sinne wahrgenommen haben, die unser Körper empfunden und unser Gehirn gedeutet hat. Selbstverständlich sind manche Emotionen angenehmer als andere. Zweifellos empfinden wir lieber Freude als Ärger und zittern lieber vor Verlangen als aus Angst.

Diese Empfindungen hinterlassen Spuren in uns, wir bewahren sie in unserem Gedächtnis und erweitern so unsere Erfahrung der Umwelt. Unsere Psyche beeinflusst also unsere Wahrnehmung der Umwelt, was dazu führt, dass manche das Leben durch eine rosarote Brille betrachten, während andere eher schwarzsehen. Daher fügt die buddhistische Wissenschaft beispielsweise den physiologischen Sinnen der westlichen Wissenschaft einen sechsten Sinn hinzu – das geistige Bewusstsein. Dieses ermöglicht uns, von einer Situation mehr zu erfassen als die rein physiologischen Reaktionen. Es deutet sie auf der Basis bereits erworbenen Wissens und fügt sie unserem Erfahrungsschatz hinzu. Außerdem zeichnet es sich durch eine ganz besondere Fähigkeit aus: Es kann abstrakte Objekte erfassen.

Ein abstraktes Objekt? Wie der Name sagt, existiert es nicht in der physischen Realität. Es handelt sich um Ideen, Gedanken oder etwas, das erdacht werden muss, um zu existieren. Zum Beispiel kann man ein Fußballspiel nur verstehen, wenn man die Regeln kennt. Andernfalls sieht man Menschen, die hinter einem Ball herlaufen oder davor anhalten, aber das ergibt überhaupt keinen Sinn. Für einen solchen Zuschauer existiert kein Spiel. Es hat nur eine Bedeutung für denjenigen, der die Regeln kennt, und diese Regeln – abstrakte Objekte also – sind es, die aus dem Ganzen ein Fußballspiel machen. Man könnte sagen, dass die Kenntnis der Regeln ein Teil der Sinnesorgane des Fußballfans ist, insofern als sie die Welt organisiert, die er erfasst.

Zu den abstrakten Objekten, die unser geistiges Bewusstsein speichert, ohne dass wir uns dessen bewusst sind, gehören Zahlen und Daten. Diese Besonderheit ist von großer Bedeutung für die transgenerationale Weitergabe. Wir werden darauf zurückkommen.

Das Gedächtnis – körperliche Prägung, psychische Prägung

Emotionen und Gedächtnis sind nicht voneinander zu trennen. Emotionen hinterlassen Spuren in unserem Körper und in unserer Psyche. Die Erinnerung ist umso intensiver, je stärker die Emotion ist, die mit dem entsprechenden Ereignis verbunden ist. Das kann bei bestimmten Familienstreitigkeiten der Fall sein, wenn sie mit grundlegenden Konflikten zusammenhängen. Das gilt jedoch nur bis zu einer bestimmten Grenze. Jenseits dieser Grenze treten emotionale Störungen auf und auch das Gedächtnis ist beeinträchtigt, etwa bei wiederholtem Stress, einem emotionalen Schock oder einer Traumatisierung.[4] So berichten zahlreiche Menschen, die als Kinder in ihrer Familie vergewaltigt wurden, dass bei der Geburt ihres ersten Kindes oder des Kindes, das in der Geschwisterreihe denselben Platz einnimmt wie sie selbst, körperliche Beschwerden oder psychische Probleme aufgetreten sind, die an die traumatischen Ereignisse von damals erinnerten, die sie bis dahin vergessen hatten. Davon wird später noch ausführlicher die Rede sein.

Um zu überleben, müssen wir potenzielle Gefahren erkennen – das ist die Aufgabe unserer Sinne – und *wieder*erkennen. Dabei hilft uns das Gedächtnis. Um etwas zu erfassen, stützen sich unsere Sinne auf unser Gedächtnis[5], gleichzeitig stützt sich das Gedächtnis auf die Sinne, denn sie nehmen nicht nur auf, sondern sind auch ein wichtiger Übertragungskanal, wenn es darum geht, sich erneut an etwas zu erinnern – Prousts berühmte »Madeleine« ist hierfür ein anschauliches Beispiel. Um das Gedächtnis von der Erinnerung zu unterscheiden, könnten wir uns das Gedächtnis als anpassungsfähigen Speicher für Erinnerungen vorstellen – versteckt, aber einsatzbereit –, von denen einige in bestimmten Situationen (wieder) auftauchen.

---

4 Das Trauma ist der Schock selbst, die Traumatisierung ist das Ergebnis dieses Schocks.

5 Amygdala und Hippocampus speichern Informationen und die damit verbundenen Emotionen.

Prozedurales Gedächtnis, perzeptuelles, semantisches und episodisches Gedächtnis – wir verfügen über verschiedene Gedächtnisarten, die je nach Funktion an unterschiedlichen Orten des Gehirns lokalisiert sind. Das *prozedurale* Gedächtnis speichert Bewegungen und Handlungsabläufe, sodass wir beispielsweise Radfahren, schwimmen oder Texte über eine Tastatur eintippen können, ohne darüber nachzudenken. Diese Bewegungen sind zu Reflexen geworden. Dem *perzeptuellen* Gedächtnis verdanken wir die Erinnerung an bestimmte Wahrnehmungen, sodass wir unsere Hand nicht an einer heißen Herdplatte verbrennen, und es erklärt das Phänomen von Prousts Madeleine. Das *semantische* Gedächtnis speichert Worte und Begriffe, es bewahrt unser Wissen und unsere Anschauung von der Welt. Das *episodische* Gedächtnis umfasst besondere Momente unseres Lebens. Bestimmte Ereignisse werden dort einschließlich des allgemeinen Umfeldes gespeichert, in dem sie stattgefunden haben, wozu auch Gerüche oder die Farbe des Himmels, Datum oder Uhrzeit zählen. Dieser Teil des Gedächtnisses ermöglicht, dass wir uns unserer selbst sowie des Phänomens bewusst sind, dass die menschliche Existenz kontinuierlich verläuft.

Das Gedächtnis funktioniert nicht bewusst. Alle Eindrücke werden zunächst einmal nur festgehalten. Die erste Aufgabe besteht dann darin, die Informationen zu kodieren, das heißt Szenen, Worte, Situationen so zu speichern, dass sie sich uns einprägen, nachdem sie durch unsere Sinnesorgane und unser psychisches Bewusstsein wahrgenommen wurden. Eindrücke werden umso besser festgehalten, je stärker sie unsere Aufmerksamkeit auf sich ziehen und unsere Emotionen aktivieren, also eine Bedeutung für uns haben. Diese Bedeutung ergibt sich aus unserer persönlichen Erfahrung und den sozialen Rahmenbedingungen (Halbwachs 1994): Regeln, die in unserem Lebensumfeld gelten, sowie die Art und Weise, wie wir uns in unserem Lebensumfeld einbetten.

Die Erinnerung an ein Ereignis oder eine Situation wird unterstützt, wenn Emotionen beteiligt sind, seien sie positiv oder negativ, denn das Stresshormon Adrenalin fördert die Speicherung von Erinnerungen. An Ereignisse oder Situationen, die keinerlei Emotionen bei uns ausgelöst haben, erinnern wir uns auch nicht. Ob ein bestimmter Reiz mit einer Emotion verbunden ist, hängt von den bisherigen Erfahrungen desjenigen ab, der das Ereignis erlebt, nicht vom Reiz selbst. Eine von zwei Cousinen lächelte, als sie Kinderlieder aus einem mechanischen Spielzeug hörte, die andere dagegen weinte:

Sie war als Baby von ihrem Vater missbraucht worden, bis ihre Mutter dies bemerkte.

Die Neuordnung der Erinnerungen

Um unsere Erinnerungen zu speichern, arbeiten mehrere Teile unseres Gehirns zusammen, vor allem aber die Amygdala, die durch Stresshormone und Nervenzellen aktiviert wird, und der Hippocampus. Gemeinsam wandeln sie unsere Wahrnehmungen in Erinnerungen um und speichern diese. Die Amygdala, die unsere Erfahrungen »bewertet« und als gut oder schlecht einstuft, spielt eine wesentliche Rolle als Schnittstelle zwischen Emotion und Erinnerung.

Auf die Speicherung der Erinnerungen folgt eine Latenzphase, scheinbar ein Vergessen. Denn paradoxerweise ist das Vergessen unerlässliche Voraussetzung für Gedächtnis und Intelligenz. Wie könnten wir denken, analysieren, leben, wenn wir uns ständig an alles erinnern würden? Unser Gehirn wäre so überfüllt, dass nichts Neues hinzukommen könnte. Das Vergessen ermöglicht uns, für den gegenwärtigen Augenblick aufnahmebereit zu sein, während sich gleichzeitig unser Gedächtnis ausbilden kann.

Diese Latenzphase ist auch eine Phase der Neuordnung der Erinnerung. Im Laufe der Zeit häufen sich unsere Erfahrungen, unser Blick auf die Welt ändert sich und verwandelt sogar nachträglich die Wahrnehmung und unsere Einschätzung des Erlebten. Ein »gutes« Gedächtnis entwickelt sich weiter. Es zeichnet sich vor allem durch Flexibilität aus, ist also in der Lage, im Augenblick der Erinnerung eine andere Emotion auszulösen als zum Zeitpunkt des eigentlichen Ereignisses. An schmerzhafte oder schwierige Momente (Entbindung, Ausbildungszeit, Militärdienst) können wir uns mit Freude erinnern, weil zwischen dem Ereignis und der Erinnerung daran unsere Lebenserfahrung die damit verbundene Emotion umgewandelt hat.

Unsere Überzeugungen, unsere Vorurteile oder bestimmte Verblendungen beeinflussen ebenfalls die Art und Weise, wie wir uns erinnern. So wurden Studenten der *École Nationale de la Magistrature*[6] im Rahmen eines Seminars zum Thema »Beweisaufnahme« aufgefordert, sich eine Szene anzuschauen, in der ein Raubüberfall dargestellt wird, und diese anschließend zu beschreiben. Oft tauchte vor ihrem geistigen Auge dann ein dunkelhäutiger Mann mit schwarzer Jacke

6 Hochschule, die für die Aus- und Weiterbildung der französischen Richter und Staatsanwälte zuständig ist (Anm. d. Übers.).

auf, in Wirklichkeit war der Täter dagegen blond und trug ein kariertes Jackett.[7] Dies ist ein typisches Beispiel dafür, wie unsere Vorurteile unsere Wahrnehmung der Realität verändern können.

Auch unser Unbewusstes hat Auswirkungen auf unsere Erinnerungen. Freud hat gezeigt, dass sie dieselben Umwandlungsprozesse durchlaufen können wie Träume, wenn etwas zum Ausdruck kommen soll, das man nicht zu sagen wagt (Freud 2014). Im Rahmen einer Untersuchung frühester Kindheitserinnerungen führte Freuds Gespräch mit einem Mann zur Entdeckung einer besonderen Form der Erinnerung, der sogenannten Deckerinnerung, die mit Scham besetzte Ereignisse und Wünsche wie mit einem Schleier verhüllt.

Dieser Mann schilderte eine Art Bilderrätsel, um seine aktuelle Situation zu beschreiben. Er erinnerte sich daran, dass er als Kind einmal Blumen pflückte, zusammen mit einem anderen kleinen Jungen und einem kleinen Mädchen. Das Mädchen hatte einen großen Strauß gelber Löwenzahnblüten gesammelt, die Jungen waren neidisch, warfen sich auf sie und nahmen ihr den Strauß ab. Das Kindermädchen hatte die Szene beobachtet und tröstete das Mädchen mit etwas Brot. Die beiden Jungen eilten herbei und verlangten ebenfalls Brot.

Angeleitet durch Freuds Fragen und seine eigenen Assoziationen, erinnerte sich der Mann weiter, dass er sich als Jugendlicher in ein junges Mädchen verliebt hatte, das ein gelbes Kleid trug, es war aber nicht ganz dasselbe Gelb wie das der Löwenzahnblüten. Später wollte sein Vater ihn mit einem wohlhabenden jungen Mädchen verheiraten, das in dem Dorf wohnte, wo sich die Blumenstraußszene abgespielt hatte. Es stellte sich heraus, dass der junge Mann zu dem Zeitpunkt, als er von dieser Erinnerung erzählte, noch immer Junggeselle und von seinen Eltern abhängig war und sowohl einem jungen Mädchen »seine Blume abnehmen« als auch »sein Brot verdienen« wollte. Erstaunlich, wie das Unbewusste eine Erinnerung nutzt und durch die Assoziation von Gedanken und Bildern die aktuellen Probleme zum Ausdruck bringt, ohne sie explizit zu benennen!

Einige unserer Erinnerungen müssen wir also genau hinterfragen.

Die Reaktivierung von Erinnerungen

Eine Erinnerung wird durch einen aktuellen Reiz reaktiviert, der etwas mit dem Ereignis zu tut hat, auf das er verweist. Bei Proust sind es bei-

7 *La Vie*, 12. Dezember 2019.

spielsweise die Sinneseindrücke Geschmack und Duft, die ihn in seiner Erinnerung zu den Madeleines seiner Tante Léonie zurückführen:

> »Doch wenn von einer weit zurückliegenden Vergangenheit nichts mehr existiert, nach dem Tod der Menschen und dem Untergang der Dinge, dann verharren als einzige, zarter, aber dauerhafter, substanzloser, beständiger und treuer der Geruch und der Geschmack, um sich wie Seelen noch lange zu erinnern, um zu warten, zu hoffen, um über den Trümmern alles übrigen auf ihrem beinahe unfaßbaren Tröpfchen, ohne nachzugeben, das unermeßliche Gebäude der Erinnerung zu tragen« (Proust 1994, S. 98).

Zwischen dem ursprünglichen Zeitpunkt – dem Verzehr der von seiner Tante Léonie in Tee getunkten Madeleine an jedem Sonntagmorgen – und dem Moment der Erinnerung, als Proust den Geschmack des von seiner Mutter angebotenen Schluckes Tee wahrnimmt, der mit Kuchenkrümeln vermischt ist, sind mehrere Jahre vergangen, in denen diese Erinnerung in Vergessenheit geraten war. Und genau dieses Vergessen ist es, das ihm erlaubt, sich zu erinnern.

In einem relativ ausgeglichenen Lebensumfeld dauern Emotionen also nicht an, und sobald sie abklingen, kommt unser Körper zur Ruhe, während unser Gedächtnis Zwischenlager einrichtet, auf die es bei Bedarf – oder wenn ein entsprechender Reiz diese Reaktion auslöst – zurückgreift.

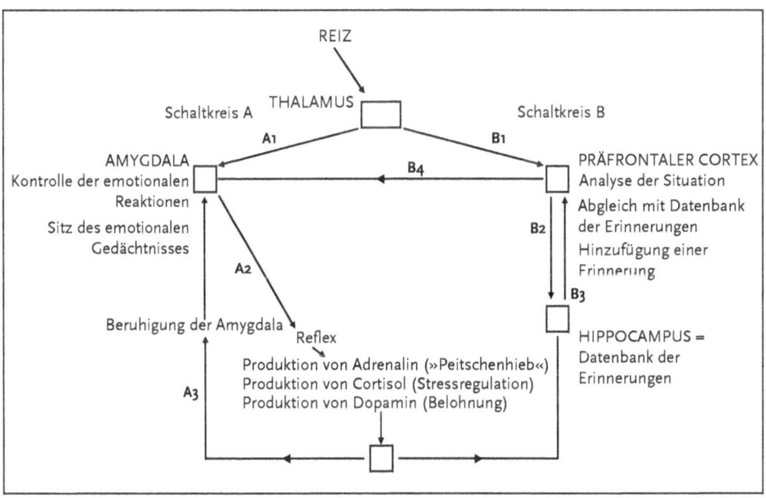

Abb. 1: Reiz/Hinzufügung einer Erinnerung

Aber das Leben ist nun einmal so beschaffen, dass wir schmerzlichen Erfahrungen ausgesetzt sind. Unser Umfeld ist nicht immer so behaglich, wie wir uns das wünschen würden. Bisweilen belasten uns Alltagsprobleme, berufliche Sorgen, Demütigungen oder auch Angst um einen Angehörigen. Für viele Menschen bedeutet die Tatsache, dass sie einer bestimmten Ethnie, Kaste oder Minderheit mit besonderen religiösen Ritualen oder sexuellen Neigungen angehören, dass sie ständig bedroht und Zwängen ausgesetzt sind. In manchen Ländern gilt dies auch, wenn man als Frau, Schwarzer oder Albino geboren ist. Im Jahr 2020 hat die weltweite Verbreitung des Coronavirus – gut 100 Jahre nach der sogenannten *Spanischen Grippe,* die vermutlich etwa 100 Millionen Todesopfer gefordert hatte –, unser aller Leben verändert. Solche Situationen lösen emotionale Erschütterungen aus, Trauer, Stress oder Traumata, und damit verbunden physiologische Beeinträchtigungen, die sich bei jedem Menschen anders auswirken.

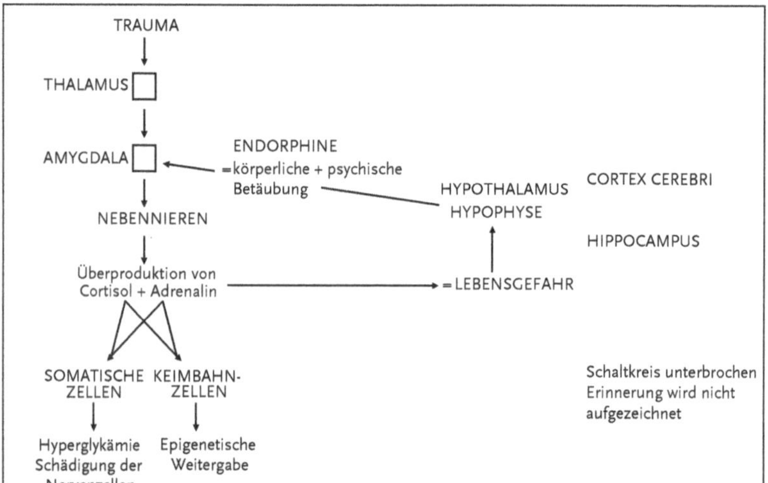

Abb. 2: Trauma/Amnesie

Emotionen und Gedächtnis bei emotionaler Erschütterung, Stress und Trauma

Emotionale Erschütterungen, Stress und Traumata hinterlassen körperliche und seelische Verletzungen. Aber sie haben jeweils andere Auswirkungen, und diese müssen wir unterscheiden.

Eine *emotionale Erschütterung* ist die Folge einer schlechten Nachricht: Ein Mensch, der uns sehr nahesteht, stirbt völlig unerwartet, betrügt oder verlässt uns; wir werden arbeitslos, unser Land wird von einer ausländischen Armee angegriffen, unsere Umwelt wird durch die Errichtung einer Industrieanlage oder eine ökologische Katastrophe zerstört. Wir empfinden dann eine Mischung aus Sorge, Wut und Unruhe, die andauert und unsere Gedanken überlagert. Wir finden nicht mehr die Ruhe, die das Auftreten einer Emotion zum Abschluss bringt. Eine emotionale Erschütterung bewirkt Vergessen oder das Gegenteil – Grübeln und/oder Trauer.

Das Vergessen eines Ereignisses kann sich als Deckerinnerung manifestieren. Im Rahmen der bereits erwähnten Untersuchung erzählte der junge Mann Freud, dass er sich an einen Tisch erinnere, auf dem eine Schale mit Eis stand. Seine Eltern bestätigten, dass es diese Szene tatsächlich gegeben hat – zu dem Zeitpunkt nämlich, als die Großmutter starb, zu der der junge Mann ein sehr enges Verhältnis gehabt hatte. Er erinnerte sich nicht daran, auch nicht an seinen Kummer, und das Bild dieser Schale mit Eis löste in ihm keine Reaktion aus. Dies ist ein Beispiel für eine »Verschiebung«: Hier tritt ein abstraktes, aber aktuelles Bild für die emotionale Erschütterung an die Stelle der Erinnerung an den Kummer im Kindesalter.

Manchmal beginnt der Betroffene zu grübeln und die Gedanken sind nur noch mit dem einen Problem beschäftigt, ohne dass es ihm gelingt, sich davon zu lösen. Er spricht mit sich selbst, beschimpft in Gedanken den Schuldigen. Er kommt nicht mehr zur Ruhe, im Kopf werden zunehmend Beweise angeführt und Rachepläne geschmiedet. Der natürliche Kreislauf der Emotionen ist gestört, das Hormonsystem gerät aus den Fugen. Anstatt zunächst Adrenalin zu produzieren, das uns hilft zu reagieren, und in einem zweiten Schritt Cortisol und Endorphine, die uns wieder zur Ruhe verhelfen, werden alle gleichzeitig ausgeschüttet, mit dem Ergebnis, dass Erregung und Beruhigung sich gegenseitig ausschließen. Wir sind sozusagen »süchtig« geworden, schreibt Jacques Regard (2007), zwanghaft aktivieren wir diese Emotionen immer wieder. Wir verfallen erst recht ins Grübeln, weil die menschliche Spezies offenbar dazu neigt, sich eher an negative Ereignisse zu erinnern. So entsteht ein Teufelskreis von negativen Gedanken über negative Gedanken.

Dasselbe gilt für bestimmte Fälle von Trauer.

In dem Wort *Trauer* steckt die Bedeutung »niedersinken, kraftlos werden«.[8] Es ist der Schmerz, den der Verlust eines nahen Angehörigen in uns auslöst. Im Allgemeinen spricht man von Trauer im Zusammenhang mit einem Menschen, aber der Schmerz kann sich auch auf den Verlust eines Tieres, eines Hauses oder eines Landes beziehen. Die Psychiaterin Elisabeth Kübler-Ross gilt als Pionierin auf dem Gebiet der Trauer- und Sterbebegleitung. Sie beschreibt den Prozess, den der Trauernde ab dem Schock durchläuft, der eintritt, selbst wenn der Tod aufgrund einer Erkrankung oder hohen Alters abzusehen war – bis hin zur Akzeptanz. Und wie er über die Phasen des Leugnens und der Depression schließlich wieder zu sich selbst findet. Ein Trauerprozess ist abgeschlossen, wenn die Psyche sich vom Objekt der Trauer weg- und wieder dem Trauernden selbst zuwendet: Er ist dann wieder er selbst, hat das »Nie wieder« und die Tatsache akzeptiert, dass ein Teil von ihm nicht mehr da ist. Er fängt wieder an zu leben und Pläne zu machen.

Die Phasen dieses Prozesses werden jedoch nicht von allen auf die gleiche Weise durchlebt, und es kommt vor, dass Menschen in einer der Phasen steckenbleiben. Es gibt Medienberichte über Menschen, die den Tod ihres Angehörigen hartnäckig leugnen, den Leichnam nicht herausgeben, weiterhin Nahrung für den Verstorbenen bereitstellen und seinen Körper pflegen. Ich habe in meiner Praxis Menschen in tiefer Trauer erlebt, die ihren Kummer einfach nicht loslassen konnten. Sie weinten aus Selbstmitleid. Der Verlust ihrer affektiven und materiellen Sicherheit erschütterte sie mehr als der Tod der verstorbenen Person. Zwei sehr unterschiedliche Beispiele für das oben beschriebene Festhalten an negativen Gedanken – der Suchteffekt ist jedoch derselbe.

Diese pathologischen Trauerprozesse unterscheiden sich fundamental von denjenigen Fällen, in denen Trauer nicht möglich ist. Sie ist nicht möglich, weil man nicht weiß, unter welchen Umständen die betreffende Person verschwunden ist, ja nicht einmal, ob sie eventuell noch lebt. Ohne Leichnam gibt es auch kein Ritual, um Abschied zu nehmen: ein Leben im Wartemodus – man wartet auf eine Nachricht, wie immer sie auch lauten mag. Kummer und Angst belasten die

---

8 »Trauern« kommt vom mittelhochdeutschen *trüren*, im Althochdeutschen *trure*, niederländisch *treuren*, und ist wahrscheinlich verwandt mit dem Gotischen *driusan*, das in etwa mit »fallen« beziehungsweise »niederfallen, niedersinken, matt, kraftlos werden« übersetzt werden kann. Verfügbar unter: https://www.elysium.digital/nach-dem-tod/trauer-und-trauerbegleitung/woher-kommt-das-wort-trauern/ [22.05.2023].

Psyche derjenigen, die ihren Trauerprozess nicht abschließen können. Das ist Gift für Körper und Seele.

Stress[9] ist eher eine Anspannung als eine Emotion. Oft ist diese Anspannung Ausdruck der Tatsache, dass wir Probleme haben, uns an bestimmte Gegebenheiten anzupassen. Der Alltag bietet zahlreiche Stress-Situationen, die keine große Bedeutung haben, Zeiten, in denen wir kurz »angespannt« sind: Wir haben etwa Angst, zu spät zu einer Verabredung zu kommen, sind unruhig, wenn wir auf jemanden warten, der sich verspätet, oder wenn uns ein Einschreiben zugestellt wird, mit dem wir nicht gerechnet haben. Wir regen uns auf, wenn Telefon oder Computer ausgerechnet dann nicht mehr funktionieren, wenn wir sie am dringendsten brauchen.

Der Ablauf bei einer solchen leichten Anspannung ist derselbe wie bei einer milden Emotion: Der Blutdruck steigt als Folge der Adrenalinausschüttung etwas an, dann sorgen Cortisol und Endorphine wieder für Ruhe. Allerdings dauert dieser Prozess meist etwas länger.

Das Wohlbefinden, das durch die Endorphine erzeugt wird – die Hormone, die ein Gefühl der Ruhe herbeiführen, sobald der Stress abklingt –, weckt ein Bedürfnis nach mehr und kann ebenso abhängig machen wie das zwanghafte Festhalten an negativen Gedanken. Die auf Traumatologie spezialisierte Psychiaterin Muriel Salmona stuft sie sogar als »harte Drogen« ein. Wir alle kennen ungeduldige Menschen, die immer unter Zeitdruck stehen, andere beschimpfen, die nicht so hektisch agieren wie sie selbst, während sie gleichzeitig ein solches Verhalten bei anderen gar nicht ertragen würden. Sie versetzen sich ständig selbst in Aufregung und produzieren so die Endorphine, von denen sie abhängig sind. Da deren Wirkung nicht lange anhält, müssen diese Menschen rasch wieder für Stress sorgen, um erneut den Moment des Abklingens genießen zu können.

Wiederholter oder chronischer Stress

Aber es gibt auch Stress, der einfach kein Ende nimmt. Er entsteht durch eine anhaltende Belastung, wie sie beispielsweise durch finanzielle Probleme verursacht wird, durch Mobbing im Büro oder Demütigungen in der Familie, das Zusammenleben mit einem gewalttätigen oder schwerkranken Menschen, den falschen Arbeitsplatz,

9 Das Wort stammt aus dem Lateinischen: *stringere* bedeutet »straff anziehen, zusammenschnüren«.

Drohungen, denen man selbst ausgesetzt ist, oder gegen Angehörige – Sorgen dieser Art in Verbindung mit der Überzeugung, dass man an der Situation nichts ändern kann. Die Betroffenen sind diesen Auswirkungen praktisch ununterbrochen ausgesetzt, sie leiden darunter und sind psychisch labil, weil die Beruhigung durch die Endorphine nicht mehr greift.

Innerfamiliäre Beziehungen, die manchmal von extremer Brutalität gekennzeichnet sind, lösen Stress und Angst in den betroffenen Opfern aus. Sie werden gedemütigt, verlieren ihr Selbstwertgefühl und geraten in den Teufelskreis des negativen Gedankenkarussells. So war es bei Michèle, die sich nicht mehr vorstellen konnte, dass man sie lieben könnte:

> »Wenn man klein ist, wenn man Angst hat, wenn man sich schämt, wenn schreckliche Dinge in der eigenen Familie passieren, wenn man den Eindruck hat, dass jeder Bescheid weiß, und niemand etwas dagegen unternimmt, wenn der eigene Geburtstag nicht gefeiert wird und man das Gefühl hat, als würde man gar nicht existieren ...«

Louis, der von seinen Eltern geschlagen, beschimpft und gedemütigt wurde und zahlreiche Entbehrungen hinnehmen musste, erklärt mir:

> »Bei dieser Art von Gewalt haben die Eltern eine solche Macht über das Kind, dass es keine Möglichkeit gibt, sich zu wehren. Ihre Worte und ihre Schläge dringen in die Seele ein, sind eine psychische Vergewaltigung, überwältigen einen derart, dass man einfach nicht mehr da ist. Man ist unglücklich, zutiefst unglücklich, man kann ihnen nicht sagen, dass man ihretwegen unglücklich ist, man kann es niemandem sagen, das zerreißt einen innerlich, und der größte Schmerz besteht in der Erkenntnis, dass man schließlich nicht mehr fähig ist zu lieben. Das Kostbarste, das wir als Mensch entfalten können, wird ausgelöscht.«

Zu einem späteren Zeitpunkt meinte Louis: »Vielleicht will ich mich nicht erinnern, weil es so unerträglich wäre. Ich möchte schon, aber irgendetwas in mir wehrt sich dagegen.« Gleichzeitig kann er nicht vergessen.

Freud führte die infantile Amnesie auf die Verdrängung sexueller Regungen zurück, um nicht an schmerzliche Erfahrungen in diesem Zusammenhang erinnert zu werden. Die sexuelle Regung ist allerdings in diesen Situationen manchmal schwer zu erkennen.

Die Psychoanalytikerin Alice Miller (1983) hat die Hypothese aufgestellt, dass viele infantile Amnesien mit dem unerträglichen Paradoxon zusammenhängen, in dem diese Kinder gefangen waren: Die Gewalt wurden ihnen gerade von den Menschen zugefügt, die sie am meisten liebten und auf die sie am meisten angewiesen waren – ihren Eltern. Das Gedächtnis wählt gewissermaßen seine Erinnerungen aus und verdrängt Erlebnisse, die zu schmerzhaft waren. Dies geschieht oft um den Preis einer Verringerung der emotionalen Ressourcen und der Anpassungsfähigkeit an die Umgebung.

Chronischer Stress führt ebenso wie starker Stress und Angst zu einer Überproduktion von Cortisol, die wiederum eine Überfunktion des Hippocampus auslöst – mit der Folge, dass dieser »ausrastet«. In einem solchen Fall setzt sich das prozedurale Gedächtnis durch und greift auf Handlungsabläufe zurück, die sich so stark eingeprägt haben, dass sie zu Reflexen geworden sind. Dies erklärt beispielsweise manche Autounfälle mit einem neuen Fahrzeug: Pedale oder Schalthebel sind anders platziert, die alten Reflexe des Fahrers daher nicht mehr zielführend.

Trauma und Traumatisierung

Ein Trauma ist ein Schock, eine Situation, die das Opfer mit einer solchen Wucht trifft, dass der Betroffene sich in Lebensgefahr oder psychisch bedroht fühlt. Die Traumatisierung des Opfers ist die Folge eines solchen Traumas.

Ein Trauma erfährt man beispielsweise, wenn man angegriffen, verletzt, vergewaltigt, Zeuge eines Unfalls oder einer schweren Gewalttat wird, eine Naturkatastrophe miterlebt, in eine Auseinandersetzung gerät oder einer brutalen Situation ausgesetzt ist. Zu den Traumata, die extreme Ausmaße erreichen, zählen Massenvernichtungen und Völkermord, aber auch vorsätzliche grausame Körperverletzung und Vergewaltigung.

In einer traumatischen Situation können unsere Sinne und unser Verstand plötzlich eine außergewöhnliche Schärfe erreichen, die wir uns nie hätten vorstellen können: Die Szene spielt sich in Zeitlupe ab, wir sehen, hören, fühlen alles und registrieren sowohl die Farbe des Himmels und die eines Kleidungsstücks als auch den Gesang der Vögel und den Lärm beziehungsweise die Stille auf der Straße, den Duft der Rosenstöcke ebenso wie den Gestank der Mülltonne. Die Präzision unserer Sinne geht sogar so weit, dass sie das Datum festhalten, an dem das Ereignis stattgefunden hat.

Nicht alle Menschen reagieren gleich auf ein Trauma: Je nach Persönlichkeit, Lebenserfahrung und sogar der Geschichte unserer Eltern hat eine bestimmte Situation jeweils unterschiedliche Auswirkungen. Studien mit israelischen Streitkräften zeigen zum Beispiel, dass – bei gleichen Voraussetzungen vor dem Kampf – Soldaten, deren Eltern von der Schoah betroffen waren, eher an einer posttraumatischen Belastungsstörung erkrankten als andere.

Menschen, die einen soliden Schutz aufbauen konnten – so die These des Psychiaters und Resilienzforschers[10] Boris Cyrulnik –, gewinnen früher oder später ihr psychisches und physiologisches Gleichgewicht zurück. Dies scheint bei dem Antifaschisten und späteren Schriftsteller Jorge Semprún der Fall gewesen zu sein. Er war 1943 Gefangener im Konzentrationslager Buchenwald. Das Leben im Lager verhinderte bei ihm nicht, dass auch schöne Erinnerungen wiederauftauchten, hervorgerufen durch ein Wort, eine Eiche oder Schnee. Umgekehrt erschütterten die Worte eines deutschen Liedes, mit denen er sehr viel später bei einer Aufführung »inmitten der Vergoldungen des Odéon-Theaters« unvermittelt konfrontiert wurde, die »Eingeweide« seines Gedächtnisses und versetzten ihn zurück an einen längst vergangenen Sonntag im *Revier* von Buchenwald, dem Krankenhaus des Konzentrationslagers (Semprún 2002, S. 159).

Andere leiden dagegen sehr lange und manchmal ihr ganzes Leben unter den Folgen eines Traumas. Sie durchleben diese Situation immer wieder. Das traumatische Ereignis überschattet ihr Leben Tag und Nacht und lässt ihnen keine Ruhe. Denn der Einbruch hinterlässt bleibende Spuren: Die Amygdala, zu deren Hauptfunktionen die Regulierung der Angst gehört, bleibt blockiert. Die Angst ist gewissermaßen in Körper und Psyche des Opfers eingekapselt. Das Syndrom einer posttraumatischen Belastungsstörung ist mittlerweile gut beschrieben: Konzentrationsstörungen, Albträume und Schlaflosigkeit, Beziehungsprobleme, ständige innere Unruhe, Vermeidung von Situationen, die Erinnerungen an das traumatische Erlebnis wachrufen könnten, Phobien, unkontrollierbare Flashbacks gefolgt von Panikattacken, wie wir das unten im Fall von Jacquelines »Vase« sehen werden.

Das Bewusstsein des Ereignisses selbst ist sozusagen in eine »Krypta« verschoben, während das Gehirn gleichzeitig aktuelle Reize aufnimmt und speichert – ohne Bezug zu der Situation, aber in Ver-

10 Auf den Begriff Resilienz werde ich noch zurückkommen.

bindung mit dem Schrecken, den das Trauma ausgelöst hat. Nach Schockstarre und Dissoziation sind das Bewusstsein der Gegenwart und das Gedächtnis beeinträchtigt. Nonnen, die von Priestern vergewaltigt wurden, berichten von der Schockstarre, die sie psychisch lähmte (Drévillon, Raimbault e. Quintin 2018). Wie ergeht es da erst Kindern, die von einem Angehörigen, dem sie vertraut haben, brutal geschlagen oder vergewaltigt werden? Für all diese Menschen, ob Kinder oder Erwachsene, ist die Verletzung durch den Angriff noch um ein Vielfaches stärker, wenn er von jemandem verübt wird, der sie eigentlich beschützen soll.

Die Psychiaterin Muriel Salmona, die sich intensiv mit der Traumatisierung von Vergewaltigungsopfern im Kindesalter beschäftigt hat, spricht von einer »psychischen Spaltung«: Die Wucht des Ereignisses und das Gefühl der Ohnmacht lösen im Gehirn des Opfers sofort eine Reaktion aus, die sich – da eine physische Flucht unmöglich ist – als *psychische Flucht aus sich selbst heraus* beschreiben lässt. Eine Freundin drückte dies mir gegenüber so aus: »Als ich vergewaltigt wurde, hatte ich regelrecht das Gefühl, als würde mein Gehirn aus meinem Körper heraustreten.«

Der Ekel, den Menschen, die als Kind vergewaltigt wurden, sich selbst gegenüber empfinden, kann jahrelang anhalten und manchmal dazu führen, dass sie sich das Leben nehmen. Es ist, als wäre die Welt, *ihre* Welt, in diesem Moment stehengeblieben. Ihr Gedächtnis bleibt in sich selbst gefangen, Ruhe und Vergessen sind unmöglich geworden, sie kreisen um ein Leid, das sie mit niemandem teilen, noch nicht einmal sich selbst gegenüber eingestehen können. Aber die Entschlossenheit, sich nicht erinnern zu wollen, ändert nicht die tägliche Erfahrung.

Taucht ein Reiz, der im Moment des Traumas beteiligt war, wieder auf, ohne dass der Betroffene eine Verbindung zwischen diesem Reiz und der aktuellen Situation herstellt, durchlebt er die traumatische Szene erneut und überträgt sie auf die Gegenwart. Die Situation spielt sich immer wieder in Form eines Phantasmas ab, ist für den Betroffenen also Realität, geschieht gegen seinen Willen und ist mit großem Leid verbunden. Die Traumatisierung schließt ihr Opfer im Schrecken ein.[11] Diese Hypersensibilität gegenüber Reizen, die für die

11 Hilfsdienste, die auf Psychotraumatologie spezialisiert sind, bieten Betroffenen kompetente Unterstützung. Familienangehörige, die Beistand leisten, sind ebenfalls eine große Hilfe.

meisten von uns keinerlei Bedeutung haben, für denjenigen, der sie mit Lebensgefahr assoziiert, jedoch eine furchtbare Bedrohung darstellen, erklärt Reaktionen, Phobien oder sogar Unfälle, die zunächst unverständlich erscheinen. Das können Reize verschiedenster Art sein, auch eine Assoziation von Begriffen (wie Jacquelines »Vase«) oder eine Ähnlichkeit von Situationen (wie Florences Abschiedsessen) ist möglich.

Die Reminiszenzen reaktivieren das Trauma und lösen in den Betroffenen Angst vor unerklärlichen »Anfällen« aus, die Angst, verrückt zu sein. Diesen Eindruck haben häufig auch die Menschen in ihrem Umfeld und manchmal die Pflegekräfte, denen die Hintergrundinformationen fehlen, um zu verstehen, was vor sich geht.

Jacquelines Vase

Jacqueline kommt in meine Praxis, weil sie seit einer »Panikattacke« nicht mehr Auto fahren kann. Sie war eines Abends von der Arbeit nach Hause gefahren und hatte dieselbe Strecke genommen wie üblich, bis dahin ohne Probleme. Ihr »Anfall« war so stark, dass sie das Gefühl hatte, vor Angst zu ersticken, und ihr Mann sie abholen musste.

Ich stellte die Hypothese auf, dass die Panik durch ein traumatisches Erlebnis ausgelöst worden war, aber sie versicherte, dass weder sie noch ihre Angehörigen jemals einen schweren Autounfall gehabt hätten. Erst nach vier Sitzungen erinnerte sie sich an jenen Unfall, der sie belastete und für den sie sich verantwortlich fühlte: Es sei ihre Schuld gewesen, sagte sie, der Unfall sei wegen der Vase passiert, die sie als Geschenk erhalten sollte.

Ihre Nichte, deren Ehemann und die zwei Kinder der beiden wohnten am anderen Ende von Frankreich und wollten sie besuchen. Sie kamen jedoch niemals an: Das Fahrzeug wurde einige Tage später in einem Graben gefunden, es hatte sich überschlagen. Die vier Insassen waren ertrunken – im Schlamm.[12]

Untersuchungen sollten ergeben, dass die Familie nach der Abfahrt noch einmal umgekehrt war, weil die Nichte die Vase vergessen hatte, die sie Jacqueline schenken wollte. Als sie sich erneut auf den Weg machten, ereignete sich das Unglück, erklärt Jacqueline. Deshalb fühlt sie sich für diesen Unfall verantwortlich.

12 *Vase* bedeutet im Französischen nicht nur »Vase«, sondern auch »Schlamm« (Anm. d. Übers.).

Ich bitte sie, mir die Umgebung zu beschreiben, in der sie ihre Panikattacke hatte. Es war auf einer malerischen Straße, die über Moorlandschaft führt. Ich sehe alles bildlich vor mir und sage: »Das Moor, das ist der Schlamm. Im Schlamm ersticken.« Sie schreit fast: »Ja, genau! Diesen Zusammenhang habe ich nie gesehen!« Wir schweigen. Nach dieser Sitzung setzte Jacqueline sich wieder ans Steuer, zunächst sehr vorsichtig. Schließlich aber traute sie sich wieder, ganz normal zu fahren.

Warum aber hatte sie die Panikattacke gerade an diesem Tag und nicht schon irgendwann früher? Wir haben nach einem bestimmten Jahrestag gesucht, vergeblich. Vielleicht hatte irgendjemand an diesem Tag eine Geschichte über Schlamm erzählt.

Wenn man eine Situation erlebt, die derjenigen ähnelt, die einmal ein Trauma ausgelöst hat, kann dies dazu führen, dass sich dieses Trauma wiederholt. So erging es Florence am Ende einer Reise.

Ein Abschiedsessen

Unsere Schiffsreise näherte sich ihrem Ende. Wir saßen bei unserer letzten gemeinsamen Mahlzeit zu sechst an einem kleinen Tisch neben dem der Mannschaft. Die Stimmung ist gut, und Florence meint, es sei sehr angenehm, sich so unterhalten zu können, denn sie habe vor einiger Zeit den Atlantik auf einem Segelboot mit einem Skipper überquert, der sehr schweigsam war, da er ein trauriges Erlebnis zu verarbeiten hatte: Das Boot, an dem er sechs Jahre lang gebaut hatte, war auf hoher See mit einem unkontrolliert umhertreibenden Container kollidiert und gesunken, er selbst fast ums Leben gekommen. Plötzlich verschluckt Florence sich an dem Bissen, den sie gerade im Mund hat, kann nicht mehr atmen, rudert mit den Armen, wird blass, bekommt keine Luft mehr, und der Kapitän des Schiffes springt auf und rettet sie durch ruckartige Druckstöße in Richtung Zwerchfell vor dem Ersticken. Nachdem sie sich beruhigt hat, nehmen wir unser Gespräch wieder auf. Natürlich denke ich an einen bestimmten Jahrestag und frage sie danach. Aber weder das Datum des Schiffbruchs noch das des damaligen gemeinsamen letzten Essens stimmten mit dem der aktuellen Reise überein. Sie kann keinen Jahrestag entdecken. Ich sage mir, dass ich mich wohl täusche. Doch dann fällt ihr plötzlich ein, dass sie sich im Verlauf des Abschiedsessens während des Segeltörns über den Atlantik, in der Stille, die angesichts des bevorstehenden Abschieds von der Mannschaft herrschte und »schwer wie Blei« auf ihnen lastete, an einem Stück Fleisch verschluckt hatte. Und dass es der Kapitän des Schiffes war, der sie durch ruckartige Druckstöße in Richtung Zwerchfell vor dem Ersticken gerettet hatte!

Da diese konkrete Situation »letztes gemeinsames Essen vor dem Abschiednehmen« affektiv beladen und durch die Erfahrung des Erstickens besonders intensiv erlebt worden war, tauchte sie in Form einer Reminiszenz wieder auf und führte dazu, dass Florence die Szene wiederholte: dass sie sich verschluckte und auf dieselbe Weise (heftiges Zusammendrücken des Brustkorbs) und wiederum durch den Kapitän des Schiffes gerettet wurde.

Dieses Unglück, bei dem dank der Geistesgegenwart und Entschlossenheit des Kapitäns Schlimmeres verhütet werden konnte, zeigt, dass Amnesie nicht bedeutet, dass eine Erinnerung ausgelöscht ist. Es zeigt, dass ein Eintrag im Gedächtnis Auswirkungen haben kann, ohne dass derjenige, der sich nicht erinnert, sich dessen bewusst ist – und dass diese Erinnerung noch lange Zeit später zum Vorschein kommen kann.

In manchen Fällen erinnert sich ein Patient nicht mehr an das, was er vergessen und verdrängt hat, handelt aber danach. Er reproduziert es nicht als Erinnerung, sondern als Handlung, die er wiederholt, ohne sich dessen bewusst zu sein.[13] Die Wiederholung einer solchen Handlung kann ganz unerwartet ablaufen und zu einer traumatischen Szene führen, wie gerade geschildert. Sie kann auch als Neurose in Erscheinung treten.

Neurose, Schicksalsneurose, Lebensszenario

Die *Neurose* ist eine Verhaltensstörung, die den Betroffenen belastet und gegebenenfalls auch sein Umfeld. Aus psychoanalytischer Sicht hat sie ihren Ursprung in frühkindlichen sexuellen Konflikten und darin, dass diese zum Teil ins Unbewusste verdrängt wurden.[14] Ähnlich wie eine Schallplatte mit einem tiefen Kratzer wiederholt der »Kranke«[15] Hemmungen, unangepasste Verhaltensweisen und bestimmte Charakterzüge. Ziel der psychoanalytischen Behandlung ist

13 In seinem Aufsatz *Erinnern, Wiederholen und Durcharbeiten* erörtert Freud (1914) nach dem Verzicht auf die Hypnose die Methode der Psychoanalyse.
14 Ausgenommen die »aktuelle Neurose«, die ihre Ursache in aktuellen Wünschen hat, die miteinander in Widerspruch stehen.
15 Diesen Begriff verwendet Freud.

es, diese mit Hilfe der »Übertragung« zu aktualisieren. Dieser Begriff bezeichnet die besondere Beziehung, die im Rahmen einer Therapie zwischen dem Patienten und dem Psychoanalytiker entsteht, und zwar auf Grundlage des unbewussten Modells kindlicher Verhaltensmuster, die durch die Situation erneut aktiviert werden.

Im Fall der sogenannten *Schicksalsneurose* bringt sich die betroffene Person ungewollt in unangenehme Situationen, die sowohl für sie selbst als auch für ihre Familie verhängnisvoll werden können. Diese Beschreibung trifft auch auf das *Lebensszenario* der Transaktionsanalyse zu. Die Theorien, die sich gegenseitig stützen, unterscheiden sich jedoch fundamental voneinander.

Die Psychoanalyse versteht Schicksalsneurose als Ausdruck eines intrapsychischen Konflikts zwischen Trieben und deren Verdrängung. Die Transaktionsanalyse sieht das Lebensszenario als Folge elterlicher Anweisungen und meist unbewusster Glaubenssätze, die mehr oder weniger miteinander vereinbar sind, wobei der Lebensentwurf dann aus der Interaktion mit der Umwelt entsteht.

Leiden die Eltern unter einer Neurose, hat dies unweigerlich Auswirkungen auf die Art und Weise, wie sie ihre Kinder erziehen. Die Neurose selbst betrifft zwar nur sie persönlich, aber der »Erziehungsplan«, der hinter ihren Anweisungen steht, ist übertragbar. Und dies umso mehr, je stärker dieser Plan in Vergessenheit geraten ist. Eine Begebenheit aus dem Leben einer Freundin, die ich seit meiner Kindheit kenne, zeigt dies sehr anschaulich:

Nach einigen romantischen Jahren hatte sich ihre Beziehung verschlechtert, immer wieder kam es vor den gemeinsamen Kindern zu Szenen, in denen sich die Ehepartner gegenseitig Vorwürfe machten, seelisch und auch körperlich verletzten. Da mich diese Situation betroffen machte, erwähnte ich gegenüber meiner Freundin mehrfach, mir sei aufgefallen, dass sie ihren Kindern dasselbe zumute, was sie selbst als Kind durchgemacht hatte. Darauf erwiderte sie: »Daran kann ich mich nicht erinnern.« Damit war unser Gespräch diesbezüglich seltsamerweise beendet, als gäbe es nach dieser Feststellung nichts weiter hinzuzufügen.

Die fehlende Erinnerung führte nicht nur dazu, dass sie wiederholte, was sie selbst erlebt hatte, sondern verhinderte auch, an dieser Situation etwas zu ändern. Als durchlebte sie wieder das Gefühl der Ohnmacht, das sie als Kind empfunden hatte. Diese intelligente Frau schien ihres Denkvermögens beraubt zu sein, sodass ein Gedankenaustausch mit ihr unmöglich geworden war. Wie war das zu verstehen?

Wir haben gesehen, dass starker Stress den Hippocampus »ausrasten« lässt, sodass unmittelbar das prozedurale Gedächtnis greift und Reflexe unser Handeln bestimmen. Die unbewusste Wiederholung wird dadurch verursacht, dass die traumatisierende Szene in diesem Teil des Gedächtnisses aufgezeichnet wurde und nicht im episodischen Gedächtnis. Damit ist die Möglichkeit abgeschnitten, Subjekt zu sein und über das Ereignis nachzudenken. Genau dieser Mechanismus hindert wahrscheinlich manche Menschen daran, sich aus einer Situation zu befreien, insbesondere Frauen, die geschlagen werden.

Das Phänomen der Wiederholung, die von einem Reiz ausgelöst wird, der einer früheren Situation und einer aktuellen gemeinsam ist, betrifft auch Krankheiten. Bei Jeanne zum Beispiel war es die Ähnlichkeit einer Patientin mit ihrer Mutter, die ihre Bronchitisanfälle auslöste.

Jeannes Bronchitisanfälle

Jeanne berichtet mir, dass ihre Ängste, verlassen zu werden oder zu sterben, bei ihrer letzten Bronchitis besonders stark gewesen seien. Ich erkundige mich nach ihren früheren Erkrankungen dieser Art. Sie erinnert sich, dass sie Internatsschülerin war und nur die Ferien bei ihrer Mutter verbrachte. Diese litt unter Magersucht und war Alkoholikerin. Sie nahm Menschen auf, die gerade keine Unterkunft oder nicht mehr lange zu leben hatten, und stellte dafür auch die Kinderzimmer zur Verfügung. Jeanne stellt überrascht fest, dass sie in dieser Situation immer an einer Bronchitis erkrankte, die sich erst besserte, wenn sie im Zug zurück ins Internat fuhr. Während sie mir dies erzählt, fällt ihr ein, dass sie – sie arbeitet als Krankenschwester in einer Klinik – gerade eine Patientin pflegt, die ihrer Mutter ähnelt. Jeanne ertrug als Kind den Geruch nach Schmutz und Tod nicht, der alle Zimmer im Haus erfüllte. Das krankhafte Bedürfnis ihrer Mutter, sich um Sterbende zu kümmern, schnürte ihr die Luft ab. Ihre ersten Bronchitisanfälle brachten deutlich zum Ausdruck, dass diese Luft krank machte.

Die Ähnlichkeit einer Patientin mit ihrer Mutter war der Reiz, der die Erinnerung an dieses merkwürdige Hospiz aktivierte, in das die Mutter das gemeinsame Zuhause verwandelt hatte, und an die Bronchitisanfälle, unter denen sie bei jedem Besuch litt. Sie durchlebt erneut die Angst, die sie damals empfunden hatte.

Die Erinnerung an ein Erlebnis verwandelt sich also entsprechend unseren Emotionen und unseren Erfahrungen, wobei die Emotionen, die mit einem Erlebnis verbunden sind, sich im Laufe der Zeit je nach der Bedeutung entwickeln, die es für uns annimmt. Die Tatsache, dass Gedächtnis und Emotionen nicht greifbar, aber eng miteinander verknüpft sind, ist die Ursache der somatischen Störung. Die Amnesie kann – wie wir gesehen haben – dazu führen, dass wir durch unser Verhalten unbewusst ein vergessenes Ereignis wiederholen. Und sie kann noch ein weiteres ganz besonderes Phänomen zur Folge haben: die Somatisierung.

3 Die Somatisierung

Leiden an einer Erinnerung, Erinnerung an eine schmerzliche Erfahrung, Somatisierung, körperlicher Schmerz, treten häufig nach einer starken psychischen Belastung auf.

Manche Menschen werden krank, andere nicht oder erholen sich schnell, wieder andere bleiben eingemauert in einem seelischen Tief, andere nicht. Manche durchleben ihr Trauma immer wieder in Form eines Albtraums – oder in der Realität, wie wir gesehen haben. Jeder von uns reagiert anders auf ein und dasselbe Erlebnis. Erstens, weil es für jeden Menschen eine andere Bedeutung hat, und zweitens, weil manche bereits vor dem Schock geschwächt waren.

In allen Kulturen beschäftigen sich Menschen mit der Frage, wie Krankheiten entstehen, und jede hat dazu ihre besondere Theorie. Die chinesische Medizin, die einen ganzheitlichen Ansatz verfolgt, also den Menschen als Einheit von Körper und Geist betrachtet, wobei jedes Organ in enger Beziehung zu den übrigen funktioniert, geht davon aus, dass Krankheiten durch ein energetisches Ungleichgewicht verursacht werden. Sie verwendet unterschiedliche Techniken, um Patienten zu heilen: Akupunktur, Heilpflanzen und eine bestimmte Ernährung. Für Voodoo-»Ärzte« ist eine Krankheit eine äußere Kraft (und nicht die *Auswirkung* einer äußeren Kraft); Geister spielen dabei eine Rolle, besondere Rituale und Pflanzen werden zur Heilung eingesetzt. Die Medizin des Mittelalters interessierte sich für das Gleichgewicht der »Körpersäfte«, womit beispielsweise unser Blut oder unsere Galle gemeint waren.[16] Behandelt wurde mit Aderlass oder auch Heilpflanzen.

In der westlichen Welt vermittelt die Wissenschaft uns ein Körperbild, in dem die einzelnen Organe sehr differenziert betrachtet und jeweils getrennt behandelt werden, die Psyche spiele dabei keine Rolle. Vertreter dieser Theorie gehen davon aus, dass Krankheiten von einem äußeren Erreger verursacht werden (Viren, Mikroben oder Giftstoffe aus unserer Umgebung, falsche Ernährung oder Nebenwirkungen von Medikamenten), konstitutionell bedingt sind (Gendefekt), eine

16 Diese Auffassung hat in unserer Sprache noch Spuren hinterlassen, so kommt etwa jemandem vor Wut »die Galle hoch«. Und bei einem Menschen, der »Humor« hat, sind die Körpersäfte im Gleichgewicht (lat. *humor* = »Feuchtigkeit«, »Körpersaft«).

Folge unseres persönlichen Verhaltens (Nikotin, Alkohol, Drogen, mangelnde Körperpflege) – oder einfach nur Pech.

Mehrere Denkschulen stellen allerdings die Hypothese auf, dass es eine Verbindung zwischen einem seelischen Leiden und dem Auftreten bestimmter Krankheiten gibt. In einem solchen Fall spricht man von *Somatisierung*.

Körper und Seele

Die Somatisierung ist eine reale körperliche Beeinträchtigung: Wir leiden an einer »echten« Krankheit, die sehr schwer sein kann, manchmal sogar tödlich. Sie ist deutlich zu unterscheiden von der sogenannten *Konversion*, bei der es sich um eine funktionelle Störung handelt: In diesem Fall funktioniert das betroffene Organ nicht, obwohl es nicht beschädigt ist. Wenn jemand beispielsweise nicht mehr sprechen, nicht mehr sehen oder bestimmte Körperteile nicht mehr bewegen kann, so sind dies möglicherweise Folgen eines psychischen Schocks.

Ich erinnere mich an eine junge Frau, die plötzlich die Sprache verloren hatte. Die durchgeführten Untersuchungen hatten keinerlei Hinweise auf eine Anomalie ergeben. Die Aphasie war am Tag ihrer – eigentlich geplanten – Hochzeit aufgetreten. Ihr »Zukünftiger« hatte sich am Vorabend von ihr getrennt, indem er ihr mitteilte, er habe eine andere Frau getroffen. Sie ist an dem Tag stumm aufgewacht, an dem sie eigentlich hätte »Ja« sagen sollen. Da dieses Wort unmöglich geworden war, wirkte sich dies auch auf alle anderen Wörter aus.

In unserem Körper schwirren Emotionen, Gedanken und Erinnerungen. Vertreter der Schulmedizin vergessen indes häufig, dass wir eine Seele haben, da sie sie nicht sehen. Wir fühlen uns gut oder schlecht, haben Schmerzen, mögen unsere Hände, unsere Nase, unsere Beine – oder auch nicht – aus Gründen, die uns normalerweise nicht bewusst sind und von denen die Schulmedizin nichts weiß. Das heißt, wir setzen praktisch diesen oder jenen Teil unseres Körpers »aufs Spiel«, aus Gründen, von denen wir eigentlich keine Ahnung haben.

»Mein Bauch ist tot«

Ein mir befreundeter Arzt hat Myriam zu mir geschickt, die, wie er mir schrieb, an Hypochondrie litte.[17] Im Laufe der Sitzung erzählt mir Myriam, dass sie ihren Bauch zutiefst verabscheut: »Er ist häss-

17 Als Hypochondrie bezeichnet man die ständige Angst zu erkranken.

lich, er ist dick!« Sie ist sehr schlank, treibt viel Sport und hat ganz offensichtlich einen flachen Bauch, was ich ihr sage und dem sie auch zustimmt. Gleichzeitig sagt sie, dass sie ihren Bauch als dick empfindet. Wir sind uns einig, kommen aber zunächst nicht weiter.

In der nächsten Sitzung teilt sie mir mit: »Ich glaube, ich habe etwas verstanden, was meine Gefühle gegenüber meinem Bauch betrifft ... Ich habe ein Baby verloren.« Und dann erzählt sie Folgendes: Nach zwei Abtreibungen erwartete sie ihr drittes Kind, als sie entdeckt, dass ihr Mann sie betrügt. Die Beziehung des Paares verschlechtert sich, und im 8. Monat fühlt Myriam, dass ihr Kind tot ist. Die Entbindung wird eingeleitet, sie ist allein, ihr Mann hat etwas anderes zu tun. »Seitdem ist mein Bauch tot«, erklärt sie mir. Nachdem ihr Mann sie verlassen hatte, war sie allein für die beiden Kinder verantwortlich. Da blieb keine Zeit für sie selbst oder ihren Kummer, den sie verdrängte.

Ich bitte sie, mir mehr von ihrem Baby zu erzählen: Es war ein kleines Mädchen, Rosa, sie bewahrt ihre Asche zu Hause in einer Kommode auf, zusammen mit einem Foto, das man im Krankenhaus aufgenommen und ihr ein Jahr später auf ihre Bitte hin mitgegeben hatte. Seit die kleine Rosa tot geboren wurde, sind 13 Jahre vergangen. Myriam fragt sich – und äußert diese Frage mir gegenüber laut –, ob sie Rosas Asche nicht mit der ihrer Großmutter, Myriams Mutter, vereinen sollte, die vor Kurzem gestorben ist. Rosa wäre in Sicherheit, jemand würde sich um sie kümmern. Ich nicke. Vielleicht könnten die beiden sich treffen, wenn sie die Asche verstreut. Vielleicht könnte auch Rosas Vater dabei sein, zu dem sie mittlerweile ein freundschaftliches Verhältnis hat. Ich stimme zu. Dann organisiert Myriam in ihrer Vorstellung die Zeremonie und beschreibt mir den schönen Ort, an dem Rosas Asche verstreut werden soll, ganz in der Nähe ihres Geburtsortes, wo auch ihre eigene Mutter gelebt hat. Dann wechselt sie plötzlich den Ton und sagt: »Meine Tochter versucht gerade, schwanger zu werden ... Vielleicht klappt es ja.« Ich bestätige sie in dieser Hoffnung. Beim Abschied sagt Myriam, dass sie glücklich sei über unsere gemeinsame Arbeit. Sie habe etwas gelernt und Lebensfreude zurückgewonnen.

Eine Somatisierung tritt häufig nach einem Ereignis auf, das uns zutiefst erschüttert hat: Wir haben einen Schock erlitten, sind verlassen, gedemütigt oder vergewaltigt worden. Der psychische Schmerz ist so unerträglich, dass er sozusagen auf den Körper übergeleitet wird. Der Körper leidet und bringt dieses Leiden zum Ausdruck, manchmal auf sehr drastische Weise.

Ein Fall von Multipler Sklerose (MS)

Vincent leidet an Multipler Sklerose. Den Beginn der Krankheit kann er genau datieren: Ein Baum war auf den Freund gefallen, mit dem er diesen gerade fällte. Die Wirbelsäule war gebrochen, der Freund seitdem gelähmt. »Der Schock durch den Unfall, die Verzweiflung meines Freundes, der eigene Kummer, Schuldgefühle – all dies führte dazu, dass auch ich mich nicht mehr bewegen konnte«, erzählt mir Vincent. Ich habe den Eindruck, als betrachte er die Krankheit als eine Strafe, die er für einen begangenen Fehler zahlen muss; als könne dies das Leid des Freundes mildern, als wäre es für ihn selbst eine Erleichterung, wenn auch er die Lähmung auf sich nähme. Er bestätigt diese Überlegungen ganz ruhig, als ich sie ihm mitteile.

Vincent ist erkrankt, nachdem er einen Schock erlitten hatte: einen Unfall, der das gemeinsame Leben, das er bis zu diesem Zeitpunkt mit seinem Freund geführt hatte, abrupt beendete. Vor lauter Kummer wird er krank und durchlebt schließlich eine ähnliche Behinderung wie sein Freund.

Bestimmte Jahrestage

Wie das erneute Auftauchen einer bestimmten Erinnerung kann auch die Somatisierung durch Reize in einer aktuellen Situation ausgelöst werden, die an eine Situation aus der Vergangenheit erinnert. Manchmal sind wir glücklich, manchmal traurig, ohne zu wissen warum. In Ländern, die überwiegend vom Christentum geprägt sind, verbinden die meisten Menschen den 25. Dezember mit positiven Gefühlen (Weihnachten, Zusammensein mit der Familie, Geschenke). Dasselbe gilt für Geburtstage, Hochzeiten oder Daten, an denen man besondere persönliche oder berufliche Erfolge erzielt hat. Genauso erinnern wir uns – nur unbewusst – an Daten, die mit beängstigenden oder leidvollen Ereignissen verbunden sind. Das Datum eines bestimmten Ereignisses gehört zu den Reizen, die unbewusst in unserem Gehirn festgehalten werden, und es kann eine »Krise« auslösen, in der die Angst, mit der wir dieses Ereignis durchlebt haben, körperlich zum Ausdruck kommt.

Der 14. Juli

Eine Freundin erzählt mir: »Mehrere Jahre lang hatte ich immer am 14. Juli [französischer Nationalfeiertag] eine schwere Panikattacke.

Ich rollte mich in der hintersten Ecke meines Bettes zusammen und hatte das Gefühl, ein Schraubstock drücke mich derart zusammen, dass ich keine Luft mehr bekam. Eines Tages fiel mir dann ein, dass mein Blick vor einigen Jahren, als ich mich einer schweren Operation unterziehen musste, während der Fahrt zum Krankenhaus auf die Werbeplakate für die Feierlichkeiten am 14. Juli gefallen war. Und ich hatte mich in diesem Moment gefragt, ob ich an diesem Tag wohl noch leben würde, und wenn ja in welchem Zustand. Nachdem mir dies bewusst geworden war, kam es in den darauffolgenden Jahren zwar noch zu Panikattacken, aber ich konnte mir sagen ›Das ist normal, es ist der 14. Juli‹ und mich schnell wieder beruhigen. Irgendwann sind diese Anfälle überhaupt nicht mehr aufgetreten.«

Primo Levi – Selbstmord oder Unfall?

In einem Gespräch, das der Verlag *Éditions Gallimard* anlässlich der Herausgabe von Jorge Sempruns Roman *L'écriture ou la vie* im Jahr 2004 veröffentlichte, schildert der Autor die Umstände, unter denen er mit dem Schreiben dieses Buches begonnen hatte:

»Mein Unbewusstes, oder was auch immer es war, hatte mir einen seltsamen Streich gespielt: Dieser Samstag, der 11. April, war der Jahrestag der Befreiung aus dem KZ Buchenwald. Und die erste Meldung, die ich am darauffolgenden Tag im Radio hörte, war die Nachricht, dass der italienische Schriftsteller und Holocaust-Überlebende Primo Levi Selbstmord begangen hätte[18] ... Angesichts dieser Tatsache musste ich natürlich dieses Buch schreiben.«

Primo Levis Selbstmord wurde infrage gestellt, einige gingen eher von einem Unfall aus. Primo Levi war als Jude und Widerstandskämpfer nach Auschwitz deportiert worden. Dieses Datum des 11. April kann derart quälende Erinnerungen in ihm wachgerufen haben, dass der Sturz ebenso ein Unfall wie absichtlich herbeigeführt worden sein konnte.

Die Daten bestimmter Jahrestage haben eine sehr starke Wirkung, sie haben mit unserem Leben zu tun. Unser Geburtsdatum, das tief in uns verankert ist, kann wie eine Art Alarmsirene fungieren, die uns eine klare Grenze setzt, wie dies meiner Freundin Denise und mir vor einigen Jahren passiert ist.

18 Primo Levi war am 11. April 1987 im Treppenhaus seines Wohnhauses in Turin gestürzt (Anm. d. Übers.).

Geburtstage im Krankenhaus
18. Juni 2012. Ich habe eine Bronchitis und nehme meine üblichen Medikamente, nur eine Kleinigkeit mache ich anders als sonst – ich löse das Penizillinpräparat in Grapefruitsaft auf[19] … und merke sofort, dass ich das nicht hätte tun sollen: Ich habe das Gefühl, als würde mein Gehirn explodieren, aufschäumen. Ich glühe vor Hitze, und meine Haut juckt schrecklich. Ich schaffe es gerade noch, eine Freundin zu erreichen, die Krankenschwester ist und den Notdienst ruft, dann werde ich ohnmächtig: Es ist ein anaphylaktischer Schock. Am nächsten Tag, dem 19. Juni, feiern wir meinen Geburtstag im Krankenhaus.

12. August 2018. Meine Freundin Denise, die gerade von einer Reise zurückgekehrt ist, ruft mich von einem Krankenhaus aus an, in das sie sich zur Abklärung einer heftigen Darmblutung begeben hat. Die Untersuchungen ergeben, dass es sich um eine ischämische Kolitis handelt, die als Nebenwirkung eines entzündungshemmenden Medikamentes aufgetreten ist, das man ihr wegen einer schmerzhaften Sehnenentzündung im Schultergelenk verschrieben hat. Wir feiern ihren Geburtstag im Krankenhaus.

Wie kann es sein, dass Medikamente, die uns eigentlich helfen sollten, plötzlich zu einer echten Bedrohung für unsere Gesundheit wurden? Gewiss, es handelte sich um eine Unverträglichkeitsreaktion. Aber jede von uns hat in gewisser Weise diesen Zwischenfall auch herbeigeführt: Warum hatte ich das Penizillinpräparat auf einmal mit Grapefruitsaft eingenommen? Warum hatte Denise ihre Schultern durch einen ganzen Tag im Kletterpark so extrem beansprucht? Das sieht doch sehr nach einer Fehlleistung aus. Ausgerechnet an unserem jeweiligen Geburtstag, als sollten wir diese Altersgrenze nicht überschreiten, wie eine Todesdrohung.

Später fiel mir ein, dass ich 12 Jahre alt war, als meine tyrannische Großmutter Alice 1962 mit 62 Jahren verstarb. 2012 wurde ich 62 Jahre alt.

»Der Tote wendet sich an den Lebenden«, diese Formulierung habe ich von Anne Ancelin Schützenberger übernommen. Sie leitete eine Psychodrama-Gruppe, an der ich fast zehn Jahre lang teilgenommen habe. Sie verlieh unseren kleinen und großen Dramen einen neuen Kontext, indem sie sie in eine Situation der Familien- und Mensch-

19 Viele wissen nicht, dass Grapefruitsaft die Nebenwirkungen bestimmter Medikamente verstärkt.

heitsgeschichte einbettete. Diese Vorgehensweise gab unseren Problemen eine ganz andere Bedeutung und ermöglichte durch die Dezentrierung des Blickwinkels eine Veränderung, die beruhigend und befreiend wirkte.

Im Französischen handelt es sich dabei um eine juristische Formulierung. *Le mort saisit le vif par son plus proche hoir* bedeutet, dass das Erbe einer Person rechtmäßig auf die lebenden Erben übergeht.

Unser Zahlengedächtnis, die Erinnerung an »abstrakte Objekte« also, die wir kaum beachten, ist einer der faszinierendsten Bereiche des unbewussten Gedächtnisses. Es scheint sehr schwer zugänglich zu sein für das bewusste Erinnern, es funktioniert eher über einen Mechanismus, der sich mit der Assoziation von Gedanken vergleichen lässt.

Aus der Chronobiologie, die sich mit den biologischen Rhythmen befasst, weiß man inzwischen, dass alle unsere essenziellen Körperfunktionen (Verdauung, Atmung, Hormonproduktion, Schlaf, ...) in unterschiedlicher Intensität ablaufen, und dies Tag für Tag in einem regelmäßigen Rhythmus innerhalb von 24 Stunden. Dieser Rhythmus wird einerseits durch das Licht bestimmt (Wechsel von Tag und Nacht), andererseits durch eine innere Uhr, die im Hypothalamus lokalisiert ist. Laut dem Nationalen Institut für Gesundheitswesen und medizinische Forschung INSERM[20] gibt es etwa 15 sogenannte Uhren-Gene, die die jeweilige Uhr jedes unserer Organe regeln. Geraten diese Rhythmen durcheinander, etwa durch Nachtarbeit, eine unausgewogene Ernährung oder dadurch, dass wir noch spätabends vor einem Bildschirm sitzen, kann dies zu Erkrankungen führen.

Diese Uhren-Gene sind also in der Lage, unterstützt durch das Licht von außen, einen regelmäßigen Körperrhythmus zu organisieren, der nach dem Erwachen beginnt und kurz vor dem Erwachen am darauffolgenden Tag, also 24 Stunden später, endet. Genauso wären doch eigentlich »Kalender-Gene« vorstellbar, die die Tage zählen und Daten speichern. Das würde erklären, warum »Kalender-Genies«[21] genau angeben können, auf welchen Wochentag ein bestimmtes Datum fällt, ob der 17. März 1689 etwa ein Donnerstag oder ein Samstag war.

Daten sind so tief in uns gespeichert, dass sogar die Geburtsdaten unserer Vorfahren erhalten sind, wie sich an zahlreichen Stammbäumen ablesen lässt. Wir werden sehen, dass manche Menschen

---

20 https://www.inserm.fr/information-en-sante/dossiers-information [22.05.2023].
21 Siehe hierzu: Treffert (2006).

an einem Jahrestag geboren werden – oder sterben –, an dem sich bestimmte Ereignisse abgespielt haben, die für unsere Eltern prägend waren – oder für Vorfahren, die mehrere Generationen vorher gelebt haben.

Myriam verabscheute ihren Bauch und lebte in der ständigen Angst, krank zu sein, war aber gesund; Vincent dagegen fühlt sich verantwortlich für die Lähmung seines Freundes und das lähmt ihn tatsächlich. Diese Verbindung von Ursache und Wirkung zwischen einem psychischen Problem und einer körperlichen Manifestation nennt man »psychosomatisch«.

Das psychosomatische Phänomen

Ich habe mich sehr intensiv mit der Frage beschäftigt, wie die Psychoanalyse die Somatisierung erklärt, konnte mich deren Auffassung jedoch nie anschließen. Einer der ersten Psychoanalytiker, der sich mit dem Gedanken befasst hat, dass es Verbindungen gibt zwischen unserer Psyche, persönlicher und Familiengeschichte, der Ideologie, der wir verhaftet sind, und unseren Krankheiten, war Wilhelm Reich. Er wurde diffamiert und verspottet, denn er war Pionier auf diesem Gebiet und manches wirkte überzogen. Nach ihm haben andere Psychoanalytiker das Thema aufgenommen. Allerdings war ihnen offenbar nicht bewusst, wie sehr Menschen psychisch unter ihrer psychosomatischen Erkrankung leiden. Um sich davon abzugrenzen, notiert Joyce McDougall, selbst Psychoanalytikerin: »In wissenschaftlichen Artikeln zum Thema *Psychosomatik* wird betont, dass es bei diesen Patienten weder Gemütsbewegungen gibt noch Vorstellungsvermögen, und dass sie Schwierigkeiten haben, verbal zu kommunizieren« (McDougall 1989). Zahlreiche Theoretiker der Psychoanalyse beschreiben Menschen mit psychosomatischen Erkrankungen als Personen mit einer besonders schwachen psychischen Konstitution, die sich durch »operatives Denken« auszeichneten: zweckorientiert und konkret, ohne Gedankenassoziationen. Dabei fehlt ein Verständnis dafür, dass ein Leid manchmal so groß sein kann, dass es unmöglich ist, darüber zu sprechen.

In seinem Grundlagenwerk *Gestalttherapie* schreibt Fritz Perls, der Begründer dieser psychotherapeutischen Methode, ziemlich radikal, dass am Ende mehrerer Etappen die Krankheit stehe: Zunächst würden Emotionen unterdrückt, diese würden dann vergessen, schließlich würde man das Empfinden der Emotionen vergessen. Am Ende wisse der Patient nicht einmal mehr, was eine Emotion ist (Perls 2000).

Ich selbst war mehrfach von Krankheiten betroffen, manchmal auch sehr heftig. Aber ich kann mich mit dieser Interpretation nicht identifizieren, die ja der Krankheit auch noch Scham und Kummer hinzufügt. »Jetzt bist du krank – das kommt davon, wenn man unartig ist«, pflegte mein Vater zu sagen.

Somatisierung stellt die Frage nach der Beziehung zwischen unserem Körper und unserer Psyche. Die französische Kultur ist von Descartes' »Ich denke, also bin ich« geprägt, was dazu geführt hat, dass wir beides trennen. Aber wie sollte ich ohne Körper denken? Es ist schwer zu verstehen und zu akzeptieren, dass unsere Emotionen, die für uns nicht greifbar sind, körperliche Beschwerden bis hin zu sehr schweren Erkrankungen hervorrufen können. Auch wenn man sehr vorsichtig sein sollte mit kategorischen Äußerungen oder Verallgemeinerungen, sind Krankheiten dennoch manchmal Somatisierungen, also körperliche Manifestation eines seelischen Schmerzes – und dies gilt für eine harmlose Erkältung ebenso wie für schwere Erkrankungen wie Krebs oder einen Schlaganfall. Selbstverständlich trifft dies nicht bei allen Krankheiten zu, insbesondere nicht bei Berufskrankheiten wie Atemwegserkrankungen, die durch Kohlenstaub oder Asbest verursacht wurden, Krankheiten, die beim Geschlechtsverkehr, über die Haut oder Husten übertragen wurden, oder Vergiftungen durch verunreinigtes Trinkwasser oder Medikamente.

Vertreter der *Biologischen Dekodierung*[22] interpretieren Krankheit als biologische Anpassungsreaktion auf eine Situation oder ein Erlebnis, das der Betroffene nicht bewältigen konnte, weil es zu belastend oder zu schmerzhaft war. Sandrines Migräneanfälle veranschaulichen dies sehr deutlich.

»Das ist Papas Geburtstag«

Sandrine, die seit einiger Zeit bei mir in Behandlung ist, leidet unter Panikattacken und Migräneanfällen – genauso wie ihre Mutter. Doch während sie bei ihrer Mutter eine klare Ursache angeben kann (»Nach jedem Ärger hat sie einen Migräneanfall«), kann sie bei sich selbst keine Auslöser erkennen. An diesem Tag erzählt sie mir, sie leide noch unter den Auswirkungen einer starken Panikattacke und der

22 Salomon Sellam, Christian Flèche.

darauffolgenden Migräne, die sich am Tag zuvor abgespielt hatten, dem 3. September.

Ich frage sie, ob sie dieses Datum mit einem bestimmten Ereignis verbindet: Ja, das sei der Geburtstag ihres Vaters. Und übrigens auch der seiner zweiten Frau; sie seien am selben Tag geboren, im selben Jahr, und im selben Ort! Wir überlegen, ob sie mit diesem Geburtstag vielleicht eine bestimmte Emotion verbindet. Sandrine verneint. Doch plötzlich fällt ihr etwas ein: »Ach ja, es gibt aber einen anderen Jahrestag, ihren Hochzeitstag ... Mein Vater hat am Geburtstag meiner Mutter zum zweiten Mal geheiratet.« Nach einer kurzen Pause ergänzt sie: »Ich denke, dass er den Geburtstag meiner Mutter aus seinem Gedächtnis löschen wollte.« Wir schweigen. Eltern, die im Streit miteinander liegen – ob sie nun geschieden sind oder nicht – ist oft nicht bewusst, was sie ihren Kindern damit antun.

Das Datum eines Jahrestages verdeckte das eines anderen. Das ist das Phänomen der Verschiebung, das Freud in seiner *Traumdeutung* beschrieben hat: Ein Abwehrmechanismus, der auf etwas angewendet wird, das man vergessen möchte und das man daher erwähnt, ohne es zu erwähnen, und auf diese Weise dann doch zum Ausdruck bringt. Wir haben dies schon bei den Deckerinnerungen gesehen. Sandrines »Ach ja!« ist wie ein Seufzer der Erleichterung des Körpers, weil die Psyche plötzlich befreiende Verbindungen knüpft. »Ach ja! Das ist es also, ich verstehe!« Das ist wie ein psychisches Feuerwerk, eine Erlösung. Die Angst verschwindet, da wir ihre Ursache erkennen. In dem Moment, da uns das bewusst wird, haben wir keine Angst mehr.

Wie könnte Sandrine den Geburtstag ihres Vaters wirklich feiern, wenn dieser den Geburtstag ihrer Mutter annulliert, indem er das Datum eines anderen festlichen Ereignisses darüberlegt? Sie reagiert – wie sie es von ihrer Mutter gelernt hat – mit Migräneanfällen auf die paradoxe Situation, in die ihr Vater sie gebracht hat.

Die Psychoanalytikerin Alice Miller hat sich intensiv mit Problemen in der frühen Kindheit befasst, insbesondere mit der Frage, welche Folgen eine sehr strenge Erziehung oder Misshandlungen – im schlimmsten Falle beides – für Körper und Seele haben. Ihrer Meinung nach ist eine Erkrankung dadurch bedingt, dass der Betroffene nicht in der Lage ist, die Hassgefühle zuzulassen, die die Misshandlungen in ihm ausgelöst haben. Das scheint mir ein wenig heftig. Was mich betrifft, so habe ich, wenn ich in meiner Jugend Hassgefühle entwickelt habe – was zweifellos der Fall war –, später über lange Zeit einen so tiefen Kummer empfunden, dass ich dachte, die Tränen würden bis ans Ende meiner Tage nicht mehr versiegen. Seither waren zahlreiche Patienten in meiner Praxis, die ebenfalls unter diesem unermesslichen seelischen Schmerz litten. Ist es vorstellbar, dass man unglücklich ist, weil die Eltern einem verboten haben, glücklich zu sein?

Marie hat keine Hassgefühle, leidet aber auf jeden Fall unter diesem tiefen Kummer, der kein Ende nehmen will.

»Wollten Sie den Stecker ziehen?«

Diese Frage stellt ein Arzt Marie während einer Kontrolluntersuchung nach einem Schlaganfall, von dem sie sich noch nicht ganz erholt hat. Er kennt sie vermutlich gut genug, um so mit ihr reden zu können. Und als ich sie frage, womit sie denn hätte abschließen wollen, antwortet sie, dass sie sich immer wieder frage, warum es ihr nicht gelingt, glücklich zu sein, obwohl doch alle Voraussetzungen dafür gegeben waren: Sie hatte einen Mann, den sie liebte und der sie liebte; liebevolle Kinder, die beruflich ihren Weg gefunden hatten; einen Beruf, der zu ihr passte, ein schönes Haus. Es war, als hätte sie nicht das Recht, glücklich zu sein, und dieses Problem ließ ihr keine Ruhe. Bis bei ihr schließlich, wie sie sich ausdrückte »die Sicherungen durchgebrannt« seien. Als wir über ihre Familie sprechen, erzählt sie von einer depressiven Mutter, einem sadistischen Vater, der zwanghaft im Garten kontrollierte, ob seine Kinder auch keine Blumen oder Zweige abgebrochen hatten, einer Schwester, der man alles durchgehen lassen musste, weil sie »unglücklich war«, wie die Mutter sagte. Und mit dieser Aussage verbot sich auch die Frage nach den Gründen dieses Unglücks. Es war verboten zu lachen, es war verboten zu spielen. Wenn sie sich schmutzig machte, wurde sie bestraft, angebrüllt, wenn sie sich beklagte. All diese Demütigungen haben offenbar keine Spuren hinterlassen. Mit 60 Jahren erkennt Marie zwar nicht das volle Ausmaß dessen, was sie durchlebt hat, das bleibt schwer zugänglich, aber sie hat jetzt verstanden, dass das Verbot, als Erwachsene glücklich zu sein, seinen Ursprung in dem Verbot hat, als Kind glücklich zu sein.

Die Frage des Arztes (»Wollten Sie den Stecker ziehen?«) schockiert Marie nicht – sie ergab Sinn –, auch nicht die Tatsache, dass ich sie nach dem Grund dafür frage. Sie weiß tatsächlich, dass sie »den Stecker ziehen« wollte, ihre Gedanken von der obsessiven Frage befreien: »Warum ist es mir unmöglich, glücklich zu sein?«

Es gibt Wörterbücher, die auf Verbindungen zwischen einem Problem und einer Krankheit oder einem Organ hinweisen. Mehrere Autoren haben darin ihre Beobachtungen zusammengefasst. Natürlich ist schwierig, diese Aussagen zu überprüfen. Aber Myriams Bauch, Vincents Multiple Sklerose oder Maries Schlaganfall zeigen, dass manche Krankheiten auf symbolische Weise etwas zum Ausdruck bringen. Das Unbewusste schaltet sich ein, wenn man seelischen Schmerz verdrängt. Der Körper spricht unsere Sprache, und unsere Worte bringen unsere Beschwerden zum Ausdruck. Manche Rückenprobleme könnten der Tatsache geschuldet sein, dass wir »mit dem Rücken zur Wand stehen«, Schmerzen im Kniegelenk damit zusammenhängen, dass wir etwas »übers Knie gebrochen«, also übereilt entschieden haben, ein Schnupfen könnte ein Hinweis sein, dass wir von etwas »die Nase voll« haben.

Wie gesagt: Unser Körper spricht unsere Sprache. Dies ist auch der Grund, warum in manchen Fällen die Erkrankung ein bestimmtes Organ befällt und nicht ein anderes, und warum es zu einer bestimmten Art von Erkrankung kommt und nicht zu einer anderen.

Die Symbolik der Krankheiten

In jeder Kultur haben die menschlichen Organe eine bestimmte Bedeutung: Bei uns gilt beispielsweise das Herz als Sitz der Liebe. Unabhängig davon hat ein Organ oder eine Krankheit eine ganz persönliche Bedeutung für einen Menschen, je nach Vorstellungswelt oder realen Erlebnissen.

> »›Doktor Vielübel hat mir erzählt, dass deine Beine nicht gehen wollen – ist es denn schon besser geworden mit ihnen, seitdem du hier bist?‹
>
> ›Nein‹, antwortete das kleine Mädchen immer noch mit der gleichen Höflichkeit, ›aber das ist nicht schlimm.‹
>
> ›Warum nicht?‹, fragte Tistou.
>
> ›Weil ich sowieso nicht weiß, wo ich hingehen soll‹« (Druon 2017, S. 69).

Eine traurige und poetische Feststellung, ein anschauliches Beispiel für eine »Verschiebung« durch Gedankenassoziation: die Beine und ein Ort, zu dem man hingeht; die Verbindung zwischen einem Organ und seiner Funktion. In der Tat: Wozu sollen Beine dienen, wenn es keinen Ort gibt, zu dem man gehen kann?

Wortspiele, Verschiebungen – die typischen Merkmale also, die Freud dem Unbewussten zuschreibt. Ghislain Devroede, Professor für Chirurgie an der Universität von Sherbrooke und Facharzt für kolorektale Chirurgie, hat beobachtet, dass Verschiebungen auch von einem Organ auf ein anderes stattfinden können (Devroede 2003). Deshalb hat er psychotherapeutische Methoden entwickelt, die unnötige Operationen verhindern können. Ihm war aufgefallen, dass zahlreiche (nicht alle) Erkrankungen des Dickdarms Folge eines sexuellen Missbrauchs waren. In diesen Fällen hatte also eine Verschiebung von den Sexualorganen auf das Verdauungssystem stattgefunden, es war »im Bauch« durcheinandergeraten. Mit Hilfe seiner psychotherapeutischen Behandlung können die Betroffenen eine Verbindung herstellen zwischen den erlittenen Vergewaltigungen und ihren aktuellen Beschwerden, sodass in den meisten Fällen eine Heilung der Symptome ohne Operation möglich ist.

Die Dominanz der Werte

Bei der Somatisierung gehen Körper[23] und Psyche eine enge Verbindung ein. Daher erschließt sich die Bedeutung mancher Krankheiten durch die Folgen, die sie auslösen – wie hoch der Preis für den Betroffenen auch sein mag. Ariane wird das Problem ihrer Familie, Liebe nur in Verbindung mit dem Tod ausdrücken zu können, mit ihrem Leben bezahlen.

»Meine Kinder sind alles für mich«

Ariane, die an Krebs erkrankt ist und bereits Metastasen entwickelt hat, erklärt mir, wie sie die Erkrankung versteht: »Meine Mutter ist als Kind geschlagen worden. Das trage ich in mir. Sie war sehr streng zu mir, sie konnte ihre Mutterliebe immer nur dann zeigen, wenn ihre Kinder in Lebensgefahr waren. Und das ist jetzt der Fall. Sie hat mir gesagt, dass es ihr lieber wäre, wenn sie die Krankheit auf sich nehmen könnte, um mich davon zu befreien. Ich hatte drei Monate lang Bauchschmerzen, ehe die Diagnose gestellt wurde. Zu dem Zeitpunkt sind meine Kinder aus dem Haus gegangen, dabei haben wir sie ja extra zur Selbstständigkeit erzogen, aber sie sind doch ein Teil von mir …«

---

23 Im *Vocabulaire de la psychanalyse* (Laplanche e. Pontalis 2007) taucht das Wort *corps*, also »Körper« gar nicht als Rubrik auf.

> Ihr Mann war berufstätig, kümmerte sich außerdem um Garten und Haushalt – und verwandelte so das gemeinsame Zuhause in einen goldenen Käfig für Ariane, die nur noch in ihrer Mutterrolle einen Platz für sich fand. Sie widmete sich ausschließlich ihren Kindern, damit diese eine eigene Zukunft aufbauen konnten. Gleichzeitig war ihr bewusst, dass sie genau das eigentlich gar nicht wollte. Nachdem die Kinder das Haus verlassen hatten, fühlte sie sich »leer«. Ihre Küche, der einzige Ort, der ihr gehört – in einem Haus, das so extrem aufgeräumt ist, dass man das Gefühl hat, es sei unbewohnt –, ist dermaßen tapeziert mit Fotos von den Kindern und Enkelkindern, dass die Wände nicht mehr zu sehen sind. Ihr Mann meint, sie müsse all dies abhängen.
>
> Aber sie sagt, *ohne* könne sie nicht leben, nicht ohne ihre Kinder. Ihre Mutter hatte ihren Kindern gegenüber nur dann liebevolle Gefühle gezeigt, wenn sie krank waren. So hatte Ariane die Botschaft verinnerlicht, Muttersein bedeute, sich ganz seinen kranken Kindern zu widmen. Und heute, da ihre Kinder erwachsen sind und das Haus verlassen haben, sieht es so aus, als bliebe ihr nur noch der Tod, da sie diese Mutterrolle nicht mehr ausüben kann.
>
> Aber ihre Krebserkrankung war wie »eine Offenbarung, eine Wiedergeburt, ein Aha-Erlebnis. »Ich hatte mich seit 52 Jahren gegen diesen Teil in mir gewehrt, der mich daran hinderte, zu leben: Es gelang mir nicht, meine liebevollen Gefühle zum Ausdruck zu bringen. Endlich konnte ich meinem Mann sagen, dass ich ihn liebe. Meinen Kindern hatte ich es gesagt, aber ihm gegenüber hatte ich mich nie getraut. Es war, als hätte meine Krebserkrankung mir die Erlaubnis erteilt zu sprechen. Und auch meine Mutter konnte mir erst sagen, dass sie mich liebt, als ich an Krebs erkrankt war.«

Offenbar hatte die Krankheit ihr ermöglicht, das zu leben, was für sie am wichtigsten war: die Liebe zu ihren Angehörigen und ihr Bedürfnis zu hören, dass sie geliebt wurde.

Von Fritz Perls, Ralph Hefferline und Paul Goodman stammt die Hypothese, dass Werte – also die Ideale, die unser Handeln und unser Engagement motivieren – hierarchisch organisiert sind: Für manche Menschen steht Zuneigung ganz oben auf der Skala, für andere der soziale Status und/oder Geld, für wieder andere sind es religiöse Glaubenssätze.

Entsprechend dieser Werteskala, die wir für uns selbst aufgestellt oder geerbt haben, bauen wir unser Leben auf. Die großen Heldenepen schildern anschaulich, wie ein Mensch sein Leben ganz einer Idee oder einer bestimmten Aufgabe widmet. Beispiele aus jüngerer Zeit sind Widerstandskämpfer wie Danielle Casanova, Jean Moulin oder Germaine Tillion, die sich für die Freiheit und eine bestimmte Vorstellung von Frankreich engagiert und dafür ihr Leben aufs Spiel gesetzt haben.

Die Autoren des Buches *Gestalttherapie* (Perls, Hefferline e. Goodman 2000), fügen hinzu, dass die Sehnsucht nach Liebe, nach Gesellschaft, das Vermeiden von Isolation und Einsamkeit sowie das Bedürfnis nach Selbstachtung und Unabhängigkeit ebenfalls ganz oben in der Hierarchie stehen. Ariane und Vincent bestätigen uns, dass Liebe oder Freundschaft wichtiger sein können als Komfort, Geld, Gesundheit und sogar das eigene Leben.

Wenn wir also darüber nachdenken, welche Ereignisse sich zu dem Zeitpunkt abgespielt oder in welcher psychischen Verfassung wir uns zu dem Zeitpunkt befunden haben, als die Krankheit ausbrach, stoßen wir oft auf einen psychischen Schmerz, der mit Trauer (beispielsweise über den Auszug der Kinder aus dem Elternhaus), einer Trennung, Mobbing, einer belastenden Situation (Streit oder Gewalt in der Familie, Ungewissheit aufgrund von Migration, Obdachlosigkeit), einer erlittenen Gewalttat oder mit Ängsten in Verbindung steht.

Aber wie genau lösen Emotionen, Gedanken, Grübeleien oder seelischer Schmerz Erkrankungen aus?

4 Das Körpergedächtnis

Die Wissenschaft hat auf diesem Gebiet während der letzten 20 Jahre bedeutende Fortschritte gemacht, sodass sie auf unsere Frage bereits einige Antworten liefert. In Zukunft werden mit Sicherheit noch weitere Erkenntnisse hinzukommen.

Leben ist Bewegung. Wir strecken die Hand aus, wir laufen, wir fühlen unsere Atmung, unseren Herzschlag und manchmal unsere Darmbewegungen während der Verdauung. Die Aktivität unserer Hormone dagegen können wir nicht wahrnehmen, auch nicht die Wellen, die unser Gehirn erzeugt oder die Austauschprozesse, die unablässig zwischen unseren Zellen ablaufen und unseren Körper mit Mikrobewegungen durchziehen.

Schauen wir uns zunächst den Rhythmus unserer Gehirnwellen an, das außergewöhnliche Kommunikationsnetz unseres Hormonsystems und das erstaunliche Gedächtnis unserer Gewebe. Unser Körper registriert Stress und Traumata. Psychische Erschütterungen hinterlassen Spuren in unserem Organismus. Wir werden sehen, dass Gedanken und Emotionen Auswirkungen auf unser biochemisches Gleichgewicht haben und dass schwere Belastungen, die über einen längeren Zeitraum andauern, dieses dermaßen stören können, dass sogar Genveränderungen auftreten. Anschließend werden wir uns dann mit dem Thema »unsichtbare Weitergabe« befassen.

Die Gehirnwellen

Unser Gehirn besteht aus Millionen von Nervenzellen, die miteinander kommunizieren und unablässig kleinste elektrische Impulse aussenden. Diese Gehirnwellen kann man mithilfe der Elektroenzephalographie (EEG) messen. Je nach Wach- oder Schlafzustand sind unterschiedliche Gehirnwellen zu verzeichnen. Sie werden nach ihrer Länge, Amplitude und Geschwindigkeit unterschieden. Wenn wir wach und aktiv sind, sind sie sehr schnell (Beta- und Gammawellen). Im entspannten Zustand oder wenn wir schlafen, nimmt ihre Geschwindigkeit ab (Alpha-, Delta-, Thetawellen).

Durch Techniken wie Meditation oder Hypnose können wir den Rhythmus unserer Gehirnwellen verändern und uns auf diese Weise in einen entspannten Zustand versetzen, uns beruhigen oder sogar unempfindlich werden gegenüber Schmerz. In einer Stresssituation produziert unser Gehirn allerdings weiter Betawellen, anstatt zu Alphawellen überzugehen. Es kommt nicht zur Ruhe. Stress oder Traumata erzeugen eine Art »Aufheulen« des Gehirns, wie bei einem Motor. Schlafstörungen werden zum Dauerzustand, und damit verbunden sind weitere Beeinträchtigungen wie Stimmungsschwankungen, Gedächtnisstörungen oder eine Schwächung unseres Immunsystems.

Die Hypothalamus-Hypophysen-Nebennieren-Achse (HHN-Achse)

> »Es gibt keinen Zweifel, dass die Hauptlast der Neurosentherapie bis zu jenem Zeitpunkt [Freud bezieht sich hier auf das Jahr 2000] durch Methoden getragen wird, die durch neue Erkenntnisse auf dem Gebiet der inneren Sektionen hervorgebracht wurden. Ich höre bereits die Schritte der Endokrinologie hinter uns, sie wird uns ein- und schließlich überholen. Doch auch dann wird die Psychoanalyse noch wichtige Aufgaben haben, denn die Endokrinologie wird ein blinder Riese sein, der den Weg nicht kennt, und die Psychoanalyse wird der Zwerg sein, der sie zum Ziel führt«,

äußerte Sigmund Freud bei einem seiner Mittwochabend-Treffen, zu denen er einen kleinen Kreis ausgewählter Studenten in seinem Haus versammelte (Reik 1976, S. 41). Die Bemerkung eines Visionärs in einer Zeit, als die Endokrinologie noch in den Kinderschuhen steckte.

Man spricht von der »HHN-Achse« aufgrund der Drüsen, aus der sie besteht – Hypothalamus, Hypophyse und Nebennieren. Sie produzieren die Hormone, die für einen reibungslosen Ablauf unsere Körperfunktionen unerlässlich sind. Gemeinsam gewährleisten sie unser physiologisches Gleichgewicht, indem sie die Verbindung herstellen zwischen unserem Hormon- und unserem autonomen Nervensystem. Diese Achse sorgt dafür, dass in unserem Körper alles im Gleichgewicht ist. Sie kontrolliert praktisch alle Funktionen und Reaktionen unseres Organismus: Stress, Immunsystem, Verdauung, Fortpflanzung.

Über die Blutbahn gelangen die Hormone in die einzelnen Gewebe, aus denen sowohl unser Verdauungs- als auch unser Atmungssystem und unsere Muskeln zusammengesetzt sind. Die Hormone übermitteln Informationen an die Gewebe und empfangen gleichzeitig welche von ihnen. Diese leiten sie an den Hypothalamus weiter, der sie verarbeitet. Wenn alles normal verläuft, ermöglichen diese Austauschprozesse einen harmonischen Ablauf unserer Körperfunktionen.

Traumata jedoch oder Stress, der über längere Zeit anhält, führen zu hormonellen Störungen, die sich negativ auf unseren Körper auswirken und physiologische Beeinträchtigungen nach sich ziehen. Tierversuche und Studien am Menschen haben gezeigt, dass Störungen der HHN-Achse ausgerechnet die Funktion *der* Gene beeinträchtigen, die für die Regulation dieser Achse zuständig sind. Die veränderten Gene verstärken die Störung und erhalten sie aufrecht. Die Hyperaktivität dieser Achse löst eine Überproduktion von Glukokortikoiden aus, die Nervenzellen schädigen und den Umgang mit Stress erschweren. Mit anderen Worten: Je mehr man sich gestresst fühlt, desto weniger ist man in der Lage, den Stress zu bewältigen, sodass die Bedrängnis zunimmt. Ein Teufelskreis, dem man nur schwer entkommt.

Das Gedächtnis unserer Gewebe

Unser Knochengerüst, das die Struktur unseres Körpers bildet, ist umgeben von unterschiedlichen Geweben. Das sind Verbände gleichartiger Zellen, zum Beispiel Muskel- oder Nervengewebe. Die Gewebe erneuern sich regelmäßig selbst, körperliche und emotionale Erschütterungen hinterlassen allerdings Spuren, es entsteht ein zusätzliches Gedächtnis, das unser psychisches Gedächtnis ergänzt.

Stress hat Auswirkungen auf Gewebe und Membranen und führt zu Mikroläsionen, die auch Krankheiten auslösen können. Muskeln und Faszien lassen erkennen, ob wir solche Verletzungen erlitten haben. Die Osteopathie unterscheidet drei Formen von Gedächtnis, die sich im Gewebe bilden: Ein *strukturelles* Gedächtnis, das körperliche Verletzungen speichert – ich verletze mich, eine Narbe bleibt zurück. Ein *emotionales* Gedächtnis, das Emotionen speichert, die mit dieser körperlichen Verletzung verbunden sind – die Umstände, unter denen es zu meiner Verletzung gekommen ist, können regelrecht heroisch oder aber einfach lächerlich sein. Und ein *psychisches* Gedächtnis – mein Körper hat die Emotion, die mit dieser Verletzung verbunden war, wahrgenommen, beispielsweise Befriedigung über meine heldenhafte Tat oder Scham darüber, dass ich mich lächerlich gemacht habe. Daher ist jedes verletzte Gewebe einzigartig aufgrund des einzigartigen strukturellen, emotionalen und psychischen Gedächtnisses, das damit verknüpft ist.

Zu den Geweben gehören auch die Faszien. Sie bestehen aus netzwerkartig miteinander verflochtenen Fasern, die eine Membran bilden. Diese Membran umhüllt unsere Muskeln, Knochen, Nerven, ja praktisch all unsere Organe und verbindet sie miteinander. Die Faszien spielen eine essenzielle Rolle, denn sie enthalten Rezeptoren des sympathischen Nervensystems, sind beteiligt an den Fluchtreflexen, und Schmerz kann dort lokalisiert werden. Sie sind elastisch und treten in Aktion, sobald wir uns bewegen, um dann wieder ihre ursprüngliche Form anzunehmen. Sie sind Rezeptoren für Dopamin, das Hormon, das Glücksgefühle in uns auslöst und im Gehirn das Belohnungssystem in Gang setzt. Bei einer körperlichen Verletzung oder bei Stress verlieren die Faszien jedoch an bestimmten Stellen ihre Elastizität und verhärten, was schließlich zu Funktionseinschränkungen führen kann.

In jüngster Zeit wurden neue Therapieformen entwickelt, die von der Ärzteschaft anerkannt sind und praktiziert werden. Die Therapeuten nutzen unterschiedliche Techniken, beispielsweise tasten sie den Körper des Patienten feinfühlig auf Blockaden hin ab. Sie erkennen solche Blockaden auch, indem sie Messungen von Muskeltonus und Mikrovibrationen vornehmen. Die verhärteten Zonen sind die Spur, die Verletzungen hinterlassen haben, sie wird dort gespeichert. Therapeuten behandeln diese Bereiche und stellen durch Massagen, die ebenso sanft und präzise sind wie ihre Technik des Abtastens, die Beweglichkeit wieder her.

Die *Kinesiologie* geht davon aus, dass Stress unsere Muskelenergie reduziert. Sie nutzt Veränderungen des Muskeltonus, um den Energiestatus des Patienten zu prüfen und wieder ins Gleichgewicht zu bringen.

Eine *Faszientherapie* stellt die Elastizität der Gewebe wieder her, die durch Stress geschädigt wurden, indem sie die Faszien durch Massagen und bestimmte Bewegungen stimuliert.

Mit Hilfe der *Microkinesitherapie* können stressbedingte Mikroläsionen lokalisiert und behandelt werden. Diese hochsensible Technik ermöglicht, das Ereignis, das zu den Beschwerden geführt hat, durch Abtasten zu beschreiben und genau zu datieren. Ich habe das selbst erlebt: Während eines Behandlungstermins fand die Therapeutin heraus, dass ich im Alter von elf Jahren ein Trauma erlitten hatte, und zwar im Zusammenhang mit einem Ort. Sie war irritiert, weil diese Aussage für sie keinen Sinn ergab. Ich dagegen erinnerte mich sofort, dass es sich um »den« Umzug handelte: Meine Eltern sind mehrfach umgezogen, aber dieser Umzug hatte eine ganz besondere Bedeutung – wir sind von unserem Dorf im Département Vendée in die Stadt gezogen, nach Chartres. Eine Trennungserfahrung.

Verblüfft durch diese genaue Diagnose, fragte ich sie, wie sie dabei vorging. Sie erklärte mir, dass die Lokalisation der Mikroläsion darauf hinweise, dass es sich um eine emotionale Erschütterung handelte. Und was die Datierung betrifft: »Das ist einfach, man braucht nur zu zählen. Die Zone ist verhärtet, bis man das Datum des Traumas erreicht, darüber hinaus sind wieder Mikrobewegungen zu spüren.« Einfach?

Das Gedächtnis unserer Gewebe funktioniert wie das mentale Gedächtnis: Es meldet sich, sobald wir etwas erleben, das in irgendeinem Punkt mit einem freudigen oder erschütternden Erlebnis aus der Vergangenheit übereinstimmt.

Auf diese Fähigkeit unserer Gewebe, sich sowohl an Positives als auch an Negatives zu erinnern, greift die emotionale Verankerung zurück, eine Technik des sogenannten *Neuro-Linguistischen Programmierens* (NLP). Man »verankert« eine Empfindung (beispielsweise Wohlbefinden), indem man eine angenehme Sinneswahrnehmung (einen besonderen Duft, eine schöne Landschaft) mit einem bestimmten Körperteil assoziiert, den man berührt. So entsteht eine Verbindung zwischen Körper und Psyche, zwischen dem Gewebe und der Aktivierung der angenehmen Erinnerung, die beruhigend wirkt. Man kann sich in der Folge jeweils selbst beruhigen, indem man die besagte Körperstelle erneut berührt, die sich dann an das Wohlbefinden erinnert.

Auch das Gegenteil ist möglich: Eine Freundin, die nach einem Unfall, bei dem sie fast ums Leben gekommen wäre, starke Rückenschmerzen hatte, stellt fest, dass diese Schmerzen immer dann wieder auftreten, wenn sie Angst hat. Im konkreten Fall erinnerten die Schmerzen sie daran, dass sie gerade mit familiären oder beruflichen Schwierigkeiten konfrontiert ist, die ihr Angst machen.

Das Berühren einer bestimmten Körperstelle kann also an eine angenehme Empfindung erinnern und diese wieder wachrufen, aber auch an eine Verkrampfung oder eine Zurückweisung. Es hängt von der jeweiligen Verknüpfung ab. Körperliche und emotionale Erschütterungen hinterlassen Spuren in unseren Geweben und bilden ein zusätzliches Gedächtnis, das unser mentales Gedächtnis ergänzt. Das Gedächtnis unseres Körpers und das unseres Verstandes sind miteinander verbunden, sie verstärken sich gegenseitig.

Eine Schädigung unseres Organismus durch Stress und seelischen Schmerz hat jedoch nicht nur Auswirkungen auf unsere Gewebe, sondern auch auf die Moleküle, die die Funktionsfähigkeit bestimmter Gene beeinflussen.

Ein Erbe, das man verändern kann – Die Entdeckungen der Epigenetik

»Die Epigenetik ist die Gesamtheit der bizarren und wundersamen Dinge, welche die Genetik nicht zu erklären vermag« (Mansuy 2020, S. 26).

Bereits um das Jahr 1820 verkündete Jean-Baptiste de Lamarck (unter anderen) folgendes Gesetz:

> »Alles, was in den Organismen der Individuen im Laufe ihres Lebens erworben, angelegt oder verändert wurde, wird durch Fortpflanzung erhalten und an neue Individuen weitergegeben, die von denjenigen abstammen, die diese Änderungen erfahren haben.«

Damals fehlten die wissenschaftlichen Informationen, über die wir heute verfügen, um diese Theorie zu untermauern. Sie wurde nicht verstanden und von Darwins Evolutionstheorie in den Hintergrund gedrängt.

Seitdem leben wir in der Überzeugung, alles sei genetisch bestimmt. Die Bedeutung der Genetik für die Fortschritte in der Medizin ist unbestritten. Aber die Entdeckung der sogenannten *epigenetischen Mechanismen* in jüngster Zeit hat unsere Vorstellung von dem, was Leben bedeutet, revolutioniert – und davon, wie transgenerationale Mechanismen ablaufen.

Stress, Sorgen und Traumata beeinträchtigen unsere Gene, und diese Schädigungen sind übertragbar. Aber ein liebevolles und fürsorgliches Umfeld kann sie aufheben.

Wie die Genetik, befasst sich die Epigenetik[24] mit der Vererbung, wobei sie den Nachweis erbringt, dass diese sich nicht in der Form

24 Die Vorsilbe *epi* bedeutet im Altgriechischen »dazu, außerdem«.

vollzieht wie bisher angenommen. Das Angeborene ist zwar entscheidend für die Aneignung von Fähigkeiten (ich kann laufen oder schwimmen lernen, nicht aber fliegen), die Epigenetik zeigt jedoch, dass das Erworbene einer Generation das Angeborene der nächsten Generation werden kann oder der darauffolgenden – ohne deshalb Erworbenes zu bleiben. Denn die Tatsache, dass die Weitergabe von Traumata epigenetisch ist – die DNA-Sequenz also nicht verändert wird – impliziert, dass die erworbene und übertragene Eigenschaft instabil und damit veränderbar ist.

Um das zu verstehen, müssen wir zum Anfang zurück, zu dem Zeitpunkt also, wenn Ei- und Samenzelle aufeinandertreffen und die Entstehung einer neuen Zelle ermöglichen: In der befruchteten Eizelle (Zygote) ordnen sich in einer ganz bestimmten Reihenfolge paarweise die 23 väterlichen und die 23 mütterlichen Chromosomen an.

Diese erste Zelle teilt sich, sodass zwei Zellen entstehen, die sich wiederum teilen, um schließlich die Milliarden von Zellen zu erzeugen, aus denen unser Körper besteht und die sich fortlaufend immer wieder erneuern. All diese Zellen haben dieselbe DNA. Die DNA ist eine Kette von etwa 25.000 Genen, die sich im Kern jeder unserer Zellen befindet. Sie enthält die genetische Information, nach der wir aufgebaut sind.

Beim Menschen setzt sich die DNA aus vier Nukleotiden zusammen. Die Reihenfolge, nach der sie paarweise angeordnet sind, bestimmt den genetischen Code. Nur 1 % dieser Sequenz ist »codierende« DNA, übersetzt also mit Hilfe von Boten-RNA[25] die genetische Information in Proteine. Die übrigen 99 % sind zwar »nicht-codierend«, aber dennoch unerlässlich, weil sie die Informationen enthalten, die den Genen ermöglichen, »sich auszudrücken«.

Ein Gen ist einerseits durch seine Position in der DNA bestimmt, andererseits durch seine Beschaffenheit. Damit ein Gen sich korrekt »ausdrückt«, muss sein Code korrekt entziffert werden. Es ist die Aufgabe der nicht-codierenden DNA, den Genen zu ermöglichen, sich auszudrücken. Die Gene drücken sich nicht in allen Zellen gleichzeitig aus (das erklärt, warum sie sich nicht auf dieselbe Weise entwickeln).

Der Ausdruck der Gene wird ausgelöst durch die Aktion bestimmter Proteine und durch chemische Modifikationen (Methylierung,

25 Ribonukleinsäure (RNA vom Englischen *ribonucleic acid*) ist unerlässlich für die Übermittlung der genetischen Information.

Acetylierung). Am einfachsten lässt sich dieser Vorgang am Beispiel der Bienenkönigin veranschaulichen: Bienenköniginnen haben die gleiche DNA wie Arbeiterbienen, aber nur sie werden mit Gelée Royale ernährt und ganz besonders umsorgt (die Fürsorge, die man erhält, ist eine essenzielle Variable bei der epigenetischen Übertragung). Die besondere Ernährung und ein aufmerksames Umfeld aktivieren das Gen, das durch eine chemische Modifikation des Genoms zur Entwicklung von Bienenköniginnen führt. Dies trifft auch sonst zu: Die Qualität der Ernährung ist essenziell für unser physiologisches Gleichgewicht und sogar für das unserer Enkelkinder. Und ein liebevolles Umfeld kann Beeinträchtigungen der Ausdrucksfähigkeit bestimmter Gene beheben und so zu Reparatur und Resilienz führen.

Die Abläufe der Aktivierung oder Blockade von Genen reagieren sehr empfindlich auf unsere Umgebung und unser Verhalten. *Umgebung* ist hier in einem sehr umfassenden Sinne gemeint: Sie schließt das Umfeld ein, in dem wir leben – auf dem Land oder in der Stadt, in einer mehr oder weniger verschmutzten Umwelt, Familien- und Freundeskreis, das berufliche Umfeld, materiellen Komfort, ob wir Zukunftsperspektiven haben oder nicht, ob unser Leben bedroht ist, ob wir in Krieg oder Frieden leben oder ob unsere Gesundheit bedroht ist, wie etwa 2020 durch die Corona-Epidemie. Unser *Verhalten*, sei es freiwillig oder aufgezwungen, schließt sowohl unsere Ernährung ein also auch den Tatbestand, dass wir Sport treiben, eine anstrengende Arbeit verrichten oder zu ungewöhnlichen Zeiten tätig sein müssen, dass wir rauchen oder übermäßig viel Alkohol oder Zucker zu uns nehmen. Es kann also vorkommen, dass unsere Umgebung schädlich für uns ist, und es kann vorkommen, dass unser Verhalten schädlich für uns ist. In beiden Fällen geraten unser vegetatives Nervensystem und unser Hormonsystem aus dem Gleichgewicht, was dazu führt, dass der Ausdruck bestimmter Gene verändert wird.

Seit einigen Jahren weisen Forscher unterschiedlicher Institute und Fachrichtungen darauf hin, dass es eine starke Korrelation gibt zwischen Misshandlungen, die ein Mensch in seiner Kindheit erlitten hat, und Beeinträchtigungen der Ausdrucksfähigkeit bestimmter Gene. Im Labor werden Stress-Tests mit Tieren durchgeführt. Es gibt Studien mit Menschen, die schwere Traumata erlitten haben, sowohl innerhalb der eigenen Familie als auch kollektiv, wie dies bei Überlebenden von Völkermorden, Attentaten oder Katastrophen der Fall ist. Sie belegen, dass epigenetische Modifikationen bestimmter Gene zu

Veränderungen der HHN-Achse führen, die sich auf die Stresskontrolle, die Anpassungsfähigkeit an Ereignisse oder die Regulation von Emotionen auswirken (Perroud 2014).

Die physiologischen, körperlichen und psychischen Folgen von wiederholt auftretendem Stress und Traumata können andauern und auch Jahre später wieder zum Ausdruck kommen. Aber sie sind nicht endgültig und können verändert werden.

Handelt es sich bei den Zellen, die von der Modifikation der Ausdrucksfähigkeit bestimmter Gene betroffen sind, um somatische Zellen[26], so kann diese Veränderung bei der betroffenen Person zu mehr oder weniger schwerwiegenden körperlichen oder psychischen Beschwerden führen, und zwar nur bei dieser Person selbst. Das haben wir bei posttraumatischem Stress und der Somatisierung gesehen.

Betrifft diese Modifikation der Ausdrucksfähigkeit jedoch die Keimzellen – die Zellen also, aus denen beim Menschen Samen- und Eizellen hervorgehen –, kann diese Modifikation der Ausdrucksfähigkeit eines Genes und damit die entsprechende Anfälligkeit auf die Kinder übertragen werden. Bei diesem Vorgang kann das Erworbene einer Generation zum Angeborenen der nachfolgenden Generation werden.

Die Somatisierung ist also eine reale und sehr tiefgreifende Beeinträchtigung unseres Organismus. So tiefgreifend, dass sie sogar unsere Gene betrifft und wir physiologische oder psychische Schwächen an unsere Nachkommen weitergeben können. Die Umgebung, insbesondere die affektive Umgebung, spielt dabei eine essenzielle Rolle. Vor allem geht es darum, ob die Familie ihren Kindern Schutz bietet oder nicht. Wir müssen uns daher jetzt der Familie und den unsichtbaren Strukturen zuwenden, aus denen diese besonderen affektiven Bindungen entstehen.

26 Die somatischen Zellen bauen unseren Körper auf, die Keimzellen ermöglichen die Fortpflanzung.

5 Die Familie – eine ganze Welt

Das relativ simple Klischee der westlichen Welt, nach dem eine Familie aus Vater, Mutter, Kindern, Großeltern und Verwandten besteht, hat sich in den letzten 50 Jahren stark verändert. Heute gibt es zahlreiche weitere Modelle: Kernfamilien und erweiterte Familien, in denen mehrere Generationen zusammenwohnen; Ein-Elternteil-Familien und im Gegensatz dazu Patchwork-Familien, in denen Kinder unterschiedlicher biologischer Abstammung jeweils im Wechsel wie Geschwister zusammenleben; gleichgeschlechtliche Paare ...

Jede Familie ist einzigartig. Sie ist jedoch in einen sehr viel umfassenderen Komplex eingebunden und abhängig von allgemein gültigen Gesetzen der Gesellschaft, der sie angehört. Die Gesellschaft wiederum besteht aus Gruppen und Untergruppen, wie etwa religiösen Gemeinschaften, Schulen, Unternehmen, Verbänden. Die Familie teilt mit ihnen eine Sprache, Werte, Rituale, eine Art zu kochen, ein bestimmtes Gemeindeleben – also eine Kultur. Der Mensch ist auf affektiven Austausch, wirtschaftlichen Austausch und Austausch mit seiner Umgebung angewiesen, er könnte sonst nicht überleben. »Geben, empfangen und zurückgeben« – diese Handlungen sind, wie der renommierte Anthropologe Marcel Mauss nachgewiesen hat, unlösbar miteinander verknüpft und bilden den Kitt, der eine Gesellschaft zusammenhält, indem sie den Austausch zwischen Gruppen und einzelnen Menschen organisieren (Mauss 2012).

Verbindungen und Generationsabfolge

Die Gründung einer Familie setzt voraus, dass zwei Menschen oder zwei Gruppen eine Verbindung miteinander eingehen; zwei unterschiedliche Parteien, die jeweils etwas für die andere mit einbringen. Sie kann selbst gewählt oder aufgezwungen sein – je nach Tradition. Sie kann erlaubt oder verboten sein, je nach Ethnie oder Religion der Beteiligten.

Die eheliche Verbindung gehört zu den Grundvoraussetzungen, ohne die es keine menschlichen Gesellschaften gäbe. Austausch ist nur möglich, wenn zuvor eine Unterscheidung vorgenommen wurde zwischen dem, was dem einen, und dem, was dem anderen gehört.

Die Gabe führt zur Gegengabe, und das Wechselspiel von Geben und Nehmen bestimmt die Qualität der Verbindungen. Die Objekte, die ausgetauscht werden, können materieller, aber auch symbolischer Art sein, also für etwas anderes stehen (Geld, Flagge). Zu den »Objekten«, die im Umlauf sind, ausgetauscht werden und Bindungen aufbauen, zählen auch Menschen. Für Claude Lévi-Strauss sind eheliche Verbindungen Vereinbarungen zwischen Männern, die »ihre kostbarsten Güter« austauschen: die Frauen.[27]

Abgesehen von der Unterschiedlichkeit der Familienformen und der Regeln, nach denen eine Verbindung eingegangen wird, gilt in allen Gesellschaften – unabhängig von Aufbau und Grad ihrer technologischen Entwicklung – das *Inzest-Tabu*, das Verbot sexueller Beziehungen zwischen bestimmten Familienmitgliedern, in jedem Fall zwischen Eltern und ihren Kindern. Es handelt sich um ein juristisches, moralisches und religiöses Verbot, das unterschiedliche Formen annimmt, je nachdem, ob es sich um ein patrilineares oder ein matrilineares System handelt, ob für die Erbfolge, also die väterliche oder die mütterliche Abstammungslinie gilt. Das Verbot des Inzests legt die Reihenfolge der Generationen in einer Familie fest.

Die Familienmitglieder sind also durch erwünschte oder aufgezwungene Beziehungen miteinander verbunden, aus denen das Elternpaar hervorgeht, und verwandtschaftliche Beziehungen, die die Abstammungslinie, die Generationsabfolge innerhalb einer Familie bestimmen. *Verbindung* impliziert gegenseitige wirtschaftliche Hilfe und eventuell sexuelle Beziehungen, *Verwandtschaft* wirtschaftliche Hilfe, aber Verbot sexueller Beziehungen.

Die Familie – ein System?

Die interdisziplinäre Forschergruppe von *Palo-Alto*[28], zu der Forscher so unterschiedlicher Wissenschaftszweige wie Anthropologie, Psychiatrie und Kybernetik gehören, hat die systemische Analyse auf die Familie angewandt. Ein *System* wird definiert als eine Zelle, die aus Elementen besteht, die innerhalb einer festgelegten Gesamtheit miteinander verbunden sind, die sich gegenüber der Umgebung durch eine

27 Diese Theorie, die von den meisten Ethnologen aufgegriffen wurde, ist nachzulesen bei Lévi-Strauss (2002).

28 Gregory Bateson, Richard Fisch, William Fry, Jay Haley, Donald D. Jackson, Paul Watzlawick und John Weakland.

mehr oder weniger durchlässige Trennwand abgrenzt. Die Elemente eines Systems sind miteinander durch Gesetze verbunden, die ihre gegenseitigen Beziehungen zueinander bestimmen. Um sein Überleben zu gewährleisten, muss es sein Gleichgewicht aufrechterhalten oder wiederherstellen. Seine Elemente kommunizieren miteinander, und die Veränderung eines der Elemente zieht die Veränderung aller anderen Elemente nach sich, weil sie sich ständig aneinander anpassen.

Auf zwischenmenschliche Beziehungen angewandt, interpretiert diese Theorie unser Verhalten, indem es dieses in eine Gesamtheit einordnet, die ihm Sinn verleiht. Die Interaktionen zwischen den einen und den anderen erzeugen ihre Verhaltensweisen, das System entwickelt sich und hält gleichzeitig sein Gleichgewicht und seine Identität aufrecht – oder versucht es jedenfalls. So können Eltern, die normalerweise ruhig und verständnisvoll sind, sich plötzlich aufregen, manchmal sogar sehr heftig, wenn ihre Kinder, die normalerweise freundlich und einsichtig sind, sich weigern, ihre Lektion zu lernen oder ihre Hausaufgaben ordentlich zu machen. Sobald diese Situation vorüber ist, kehren alle Beteiligten wieder zu ihrem üblichen Verhalten zurück, die Familie bleibt, wie sie ist. Bestimmte familiäre Streitigkeiten oder Feindseligkeiten können jedoch ein solches Ausmaß annehmen, dass die Familie für immer zerstritten bleibt. Das System bricht auseinander.

Der Auffassung, Familie als ein System zu denken, steht die übliche Ansicht gegenüber, die das Verhalten oder den »Charakter« einer Person als individuelle Eigenschaft betrachtet und dabei außer Acht lässt, dass erst die Gesamtheit einer Situation zu einem konkreten Verhalten führt.[29] Die Forschungsergebnisse der Palo-Alto-Gruppe haben gezeigt, dass die psychische Störung mancher Menschen eine Antwort auf das implizite Funktionieren ihrer jeweiligen Familie und ihre Stellung innerhalb dieses Systems ist. Aus ihrer Arbeit ist die Familientherapie hervorgegangen und die sogenannte Antipsychiatrie.[30]

---

29 »Der reißende Strom wird gewalttätig genannt, aber das Flussbett, das ihn einengt, nennt keiner gewalttätig« (Bertolt Brecht).

30 Die Antipsychiatrie wirft der Psychiatrie vor, Menschen mit psychischen Störungen zu behandeln, ohne das soziale und familiäre Umfeld sowie ihre Geschichte einzubeziehen. Sie betrachtet die Schizophrenie als Ergebnis widersprüchlicher Kommunikationsmuster und lehnt die medikamentöse Behandlung, die die Psychiatrie vorschlägt, größtenteils ab. Die Bezeichnung »Antipsychiatrie« geht auf den Psychiater David Cooper zurück.

Die Familie weist zwar die allgemeinen Eigenschaften eines Systems auf, zeichnet sich aber durch ganz bestimmte Besonderheiten aus: So ist eine wesentliche Eigenschaft des Systems »Familie« die soziale Ungleichheit. Alle Elemente, aus denen es sich zusammensetzt – Eltern, Kinder, aber auch Großeltern, Onkel, Tanten und andere Verwandte –, haben einen Platz, der ihre jeweilige Rolle und ihre unterschiedlichen Aufgaben bestimmt. Diese Ungleichheit ist normal: Ein Säugling (und später ein Kind) braucht Eltern oder zumindest Erwachsene, um zu überleben. Jeder gibt, empfängt und gibt zurück entsprechend seinen Kräften. Im besten Falle Nahrung, Zärtlichkeit und Geborgenheit für die einen, ein Lächeln, Freude oder Tränen und später Zuneigung, bestimmte Verhaltensweisen und Fähigkeiten für die anderen.

Die Geburt eines Kindes – vor allem, wenn es das erste ist – bedeutet eine radikale Veränderung für eine Familie. Die Position jedes einzelnen Mitglieds und ihre Beziehungen untereinander ändern sich. Die Erwachsenen, die bis zu diesem Zeitpunkt Kinder ihrer Eltern waren, werden nun ihrerseits Eltern ihrer Kinder.

Noch ehe wir geboren werden, sind wir bereits durch die Erwartungen, die unsere Eltern und die Familie an uns haben, in das Gewebe der familiären Beziehungen eingeflochten. Die Familienmitglieder, und vor allem die Eltern, stellen sich vor, wie wir sein werden – und was wir *für sie* sein werden. Ein Kind nährt Träume, es sei denn, es ist unter besonders dramatischen Bedingungen gezeugt worden. Es soll das verwirklichen, was den Eltern nicht gelungen ist oder verwehrt wurde. Die Erwartungen der Eltern sind durch ihre Wertehierarchie bestimmt: gesellschaftlicher Erfolg, Glück oder Altruismus. Das Kind hat die Aufgabe, den vorherrschenden Wert der Eltern (oder des dominanten Elternteils) umzusetzen; das ist das Ziel der Erziehung, die es erhalten wird. Es muss durch sein Verhalten auch zum Ausdruck bringen, dass seine Eltern gute Eltern sind.

Der ungarischstämmige Psychotherapeut Iván Böszörményi-Nagy übertrug die Theorie von Mauss auf die Familie und schlussfolgert, dass die familiären Beziehungen aller Familien auf einer gemeinsamen Grundlage aufbauen. Allerdings gibt es verschiedene Abweichungen. Sein Ansatz ist besonders deshalb interessant, weil er den Aufbau und die Struktur der Beziehungen verdeutlicht, die mehrere Generationen miteinander verbinden.

Das Hauptbuch mit Soll und Haben

Iván Böszörményi-Nagy spricht im Zusammenhang mit dem Phänomen »Geben-Empfangen-Zurückgeben« innerhalb einer Familie sehr anschaulich von einem »Hauptbuch mit Soll und Haben«. Mit *Soll* und *Haben* sind hier Zuneigung und Hilfeleistungen gemeint, die man einander erweist, also keine Geldbeträge, obwohl der Umgang mit Geld auch ein wesentliches Element der familiären Beziehungen ist. Dieses »Buch«, das als solches natürlich nicht existiert, weist auf ein kollektives Familiengedächtnis hin, das die Gesamtheit der Gaben, der Schulden und Verdienste jedes Familienmitglieds in Bezug auf die anderen festhält.

Bereits vor unserer Geburt »verschulden« wir uns sozusagen gegenüber unseren Eltern, weil sie uns das Leben schenken und dann für uns sorgen. Die totale Abhängigkeit des Neugeborenen macht es zum »Schuldner« gegenüber denjenigen, die sich um es kümmern. Einen Teil »tilgt« es sofort durch seine Reaktionen auf Verhaltenswünsche und die Fürsorge, die man ihm zuteilwerden lässt. Der Austausch ist selbstverständlich vollkommen unausgewogen: Erst wenn es erwachsen ist, wird das Kind den Eltern Gaben überreichen können, die denen gleichwertig sind, die es im Kindesalter empfangen hat.

Unbewusst erwartet jeder, dass der Kontenausgleich am Ende gerecht ist. »Gerecht«, nicht »gleich«: Die Erwartungen sollen jeweils dem angemessen sein, was jeder entsprechend seiner Position innerhalb der Generationsabfolge und seines Alters geben kann und soll. Die »Waage der Gerechtigkeit« gerät in Schwingung, sobald eine Schuld getilgt (also etwas zurückgegeben) ist, aber auch, wenn eine Gabe angenommen wird. Denn eine Gabe mag noch so großzügig gemeint sein, letztendlich verschuldet sich damit derjenige, der sie empfängt. Jeder muss also so bald wie möglich das Gleichgewicht wiederherstellen. Jeder von uns ist daher unbewusst psychisch mit dieser Abrechnung beschäftigt, bei der wir unser Guthaben und unsere Schulden gegeneinander abwägen und uns veranlasst sehen, zu akzeptieren – oder auch nicht –, dass wir für eine bestimmte Zeit oder sogar für immer etwas schuldig bleiben werden. Es ist ebenso verdienstvoll zu empfangen wie zu geben. Es kommt darauf an, Vertrauen zu entwickeln – durch den Austausch und die Erkenntnis, dass dieser Austausch letztendlich gerecht ablaufen wird.

Die Bilanzierung unserer Konten ist sehr komplex, da eine Handlung immer mehrere Dimensionen umfasst. Wenn man jemandem zum Beispiel ein sehr schönes Buch überreicht, ist das gewiss ein wunderbares Geschenk; aber wenn man jemandem ein Buch schenkt, das zwar weniger gekostet, das man aber besonders sorgfältig ausgewählt hat, damit es den Geschmack des Beschenkten trifft, ist auch dies ein wunderbares Geschenk. Verrichtet man Arbeiten im Haus der Kinder oder der Eltern, so erledigt man dort bestimmte Arbeiten, klar. Doch dabei geschieht auch noch etwas anderes: Wenn Kinder Arbeiten für ihre Eltern verrichten, geben sie damit etwas zurück für die Fürsorge, die sie empfangen haben. Aber häufen Eltern, wenn sie Arbeiten im Haus ihrer erwachsenen Kinder verrichten, nicht immer wieder neue Schulden auf deren Konten an? Es sei denn, die Kinder revanchieren sich dafür mit einer Gegen-Gabe.

Das Gleichgewicht der Waage ist gewährleistet, solange jede Generation einer anderen das gibt, was sie ihr schuldig ist: Liebe, Zuneigung, Bildung, Anerkennung. Wenn Soll und Haben gerecht verteilt sind, stehen die Familienmitglieder in harmonischen Beziehungen zueinander. Doch wem genau soll man etwas zurückgeben, wenn man etwas zurückgeben muss? Es gilt, sich an die richtigen Empfänger zu wenden. Die Zustellung erfolgt mit Hilfe einer »schwenkbaren Schuldentafel«, die konkret natürlich ebenso wenig existiert wie das »Hauptbuch«, aber genauso wirkt. Die Kinder, die selbst Eltern geworden sind, sind die Drehachsen der Tafel: Sie müssen ihren Eltern einen Teil dessen zurückgeben, wenigstens symbolisch, was sie von ihnen empfangen haben. Das impliziert, dass sie ihren Kindern – unter anderem – einen Teil davon weitergeben.

Die Geschichte von Colette zeigt, wie gewährleistet wird, dass ein System erhalten bleibt: Es gilt die Regel »Die Kinder sind das Wichtigste«, die Mütter sind jeweils die *schwenkbaren Schuldentafeln* – jeder Generation geben sie etwas weiter und etwas zurück, unter Berücksichtigung der jeweiligen sozialen und historischen Einschränkungen.

»Man heiratet ja schließlich nicht des Geldes wegen!«

Colette erzählt mir von ihrem Leben, ihrer Ehe, der gesellschaftlichen Stellung ihres Mannes, der ein Unternehmen leitete und Bürgermeister der Stadt war, von Empfängen, den guten Studienabschlüssen und der erfolgreichen beruflichen Laufbahn ihrer Kinder und Enkelkinder. Doch ich weiß, dass sie inzwischen als Witwe in schwierigen finanziellen Verhältnissen lebt. Erstaunt frage ich nach. »Wir haben bei der Eheschließung Gütertrennung vereinbart«, antwortet sie. Ich bin überrascht und erkundige mich, wie das sein kann nach 35 Jahren Ehe und fünf Kindern. Daraufhin erzählt sie mir die Geschichte ihrer Familie (genauer gesagt, *eine* Geschichte ihrer Familie):

Ihre Urgroßmutter war die Tochter des Gouverneurs einer Insel. Sie war reich, sie wollte frei sein, sie »kannte sich mit Pflanzen aus«, sie verliebte sich in einen Fischer und heiratete ihn. Sie hatten Kinder, waren arm, aber glücklich.

Eines der Kinder, Colettes Großvater, heiratete eine Frau mit umfangreicher Mitgift. Sie hatten mehrere Kinder, die sie liebevoll aufzogen. Als der Großvater bei einem Unfall ums Leben kam, hinterließ er Frau (Colettes Großmutter) und Kinder mittellos.[31]

Während des Krieges arbeitete Colettes Mutter, die nach der Invasion der Insel geflüchtet war, in einem Restaurant, in dem deutsche Soldaten verkehrten. Sie hatte Angst vor diesen Männern. Ein französischer Gast verliebte sich in sie, sie heiratete ihn und gab ihre Stelle auf. Sie hatten Kinder, die sie liebevoll aufzogen.

Als Colette ihrem zukünftigen Ehemann begegnete, war sie Säuglingsschwester, er ein junger Witwer mit drei Kindern. Sie heiraten und haben zwei gemeinsame Kinder. Sie »arbeitet nicht«, unterstützt ihren Mann aber aktiv bei seinen beruflichen und politischen Tätigkeiten – außerdem kümmert sie sich um die fünf Kinder. Sie sind glücklich. Er stirbt jung, ohne den Ehevertrag geändert zu haben; sie hatte ihn nie darum gebeten. Als ich mich darüber wundere, lautet ihre empörte Antwort: »Man heiratet ja schließlich nicht des Geldes wegen!«

So dachte vielleicht auch ihre Urgroßmutter, als sie einen Ehemann auswählte, der zwar arm war, den sie aber liebte – offensichtlich, ohne sich Gedanken darüber zu machen, welche Lebensbedingungen diese Entscheidung für ihre Kinder nach sich ziehen würde. Und ihr Sohn hat möglicherweise genau das Gegenteil getan, als er eine »reiche Frau« heiratete, was diese und ihre gemeinsamen Kinder im Übrigen auch nicht vor finanziellen Schwierigkeiten bewahrt hat.

Es sieht ganz so aus, als hätten die nachfolgenden Generationen sich große Mühe gegeben, diese Gefahr des sozialen Abstiegs zu vermeiden, indem sie nach Möglichkeiten suchten, ihren Kindern

31 Das scheint inkohärent, aber genau so hat Colette es mir erzählt, sie hat diese Darstellung bestätigt.

optimale Bedingungen für ein Leben in materieller Sicherheit und einem liebevollen Umfeld zu bieten. Colette beschreibt eine Linie von Frauen, die Komplizinnen und einander sehr liebevoll zugewandt sind, wobei jede von ihnen auf ihre Weise Lösungen entwickelt, die Liebe, Geld und Ehre miteinander verbinden. Offenbar hat ihre Loyalität als Töchter in erster Linie Mütter aus ihnen gemacht, also Frauen, für die ihre Kinder oberste Prioriät haben ... selbst die Kinder anderer, wie bei Colette. Dies ist ein Beispiel für die sogenannte *vertikale* Loyalität,[32] die von einer Generation an die nächste weitergegeben wird: Das Empfangene induziert die Verpflichtung zur Weitergabe. Dies ist auch ein Gegenbeispiel zur Theorie von Lévi-Strauss – die Männer treten in dieser Dynastie der Frauen kaum in Erscheinung, die eindeutig selbst bestimmen, welche Männer die Väter ihrer Kinder werden sollen. Und da sind sie zweifellos nicht die einzigen.

Loyalität

Im Fall von Colette räumen die Frauen seit mehreren Generationen einem bestimmten Wert eine dominante Rolle ein und richten ihr Leben danach aus: Die affektive Bindung zwischen Mutter und Kindern wird verbunden mit der Strategie, Gefühlsleben und berufliche Chancen vollständig den Kindern zu widmen. Das erscheint Colette ganz natürlich. Gleichzeitig weiß sie sehr gut, dass dahinter eine Geschichte steckt, fast eine Familienlegende. Jedenfalls geben die Mütter – als Drehachsen der Schuldentafel – seit Generationen die Liebe und Unterstützung, die sie als Kinder empfangen haben, an ihre alternden Mütter zurück.

Dieser unbewusste Austausch von Erwartungen und Reaktionen auf diese Erwartungen – von dem also, was man einander schuldig ist, und den Leistungen, die man einander gewährt – knüpft ganz besondere, starke Verbindungen zwischen den einzelnen Familienmitgliedern und ist die Grundlage für das, was Iván Böszörményi-Nagy als *Loyalität* bezeichnet. »[...] dieses widerstandsfähige und tiefgreifende Band, das die Mitglieder einer Familie über alle Konflikte hinweg zusammenhält« (Goldbeter-Merinfeld 2010). Eine bedingungslose Treue gegenüber dem anderen Menschen, die sich aus dem ständigen Wechselspiel von Geben und Nehmen entwickelt, in dem sich Gefühle

32 *Horizontale* Loyalität bezeichnet dagegen die Loyalität zwischen Geschwistern.

wie Vertrauen, Dankbarkeit, Eifersucht und manchmal auch Groll miteinander vermengen.

Man kann sich streiten und über den anderen ärgern, aber ein gemeinsamer Feind schweißt die Familie zusammen. Es sei denn, sie fühlt sich von einem der Ihren verraten. Dann kann sie auch ein Mitglied ausstoßen, um den Zusammenhalt der übrigen Familie zu gewährleisten. Das werden wir im nächsten Kapitel sehen.

Es kommt häufig vor, dass ein Element des Systems *Familie* – sei es aus Schwäche, Kummer, aufgrund einer unbewussten Wiederholung oder einfach aus Dummheit – einem Familienmitglied etwas gibt, was es einem anderen hätte geben sollen. Oft werfen Eltern ihren Kindern etwas vor, das sie eigentlich ihren eigenen Eltern hätten sagen sollen. Aber sie konnten nicht oder haben sich nicht getraut. Oder Kinder müssen Aufgaben oder Rollen übernehmen, für die sie gar nicht zuständig sind. Man spricht dann von *Parentifizierung:* eine Umkehr der Rollen, bei der ein Elternteil vom Kind etwas verlangt, das es selbst hätte tun sollen, und dabei die Norm aufstellt, dass das Kind die Verantwortung und Kompensation für das Versagen und die Wünsche des Elternteils übernehmen muss. Eines Tages hörte ich zum Beispiel, wie eine Mutter ihrer 6-jährigen Tochter vorwarf, diese hätte vergessen, vor der Abreise das Ladegerät für das Mobiltelefon in den Koffer zu packen. Manchmal müssen Kinder auch die Rolle einer Vertrauensperson übernehmen, der man sein Herz ausschüttet, oder als Sündenbock herhalten für Geschichten, mit denen sie gar nichts zu tun haben. Und manchmal müssen sie einfach »bezahlen«, wie die Eltern es von Chloé verlangt haben.

»Gib mir eine Kreditkarte!«

Es gab nie viel Geld im Haus, bei nur einem Gehalt, drei Kindern – und einem Vater, der Alkoholiker und spielsüchtig war. Immer wenn die Gerichtsvollzieher kamen, stopften die Eltern Chloés Zimmer mit Gegenständen voll, da Gerichtsvollzieher die Kinderzimmer nicht betreten dürfen. Chloé hat sehr früh verstanden, dass sie sich in der Schule anstrengen muss, und verließ das Elternhaus, sobald sie 18 war. Inzwischen hat sie vier Kinder. Ihr Vater verlangt eine Kreditkarte von ihr. Das sei selbstverständlich, meint er, er brauche eine. Sie weigert sich. Er beleidigt sie und ihren Lebensgefährten, fühlt sich im Recht. Zu Weihnachten will der Vater ein Motorrad. Einer von Chloés Brüdern kauft es ihm. Als Chloé sich weigert, sich an dem Geschenk zu beteiligen, sind die Eltern verärgert, der Rest der

Familie steht hinter ihnen, und man ist sich einig, dass Chloé wirklich einen schlechten Charakter hat. Sie darf am Weihnachtsfest der Familie nicht teilnehmen.

Sie verbringt Weihnachten mit ihren Kindern und ihrem Lebensgefährten, was im Prinzip sehr harmonisch verläuft. Die Kinder sind zufrieden, weinen aber auch, weil sie weder die Großeltern noch Onkel und Tanten besuchen können – und damit auch deren Geschenke nicht erhalten.

Chloés Bruder, der das Motorrad gekauft hat, stellt seinem Vater auch schon seit einiger Zeit eine Kreditkarte zur Verfügung. Er ist so stark in seinen Loyalitätsgefühlen gefangen, dass er die Forderungen des Vaters vollständig verinnerlicht hat und dermaßen normal findet, dass er Chloé dafür kritisiert, dass sie diesen nicht nachkommt.

Die Geschichte von Chloé zeigt deutlich, wie mehrere Generationen zum selben Zeitpunkt von ein und demselben System bestimmt werden können. Jeder spielt darin eine Rolle, die durch die Gegenrolle[33] der anderen hervorgerufen und bestärkt wird. Es ist ausgesprochen schwierig, sich dem zu entziehen, vor allem wenn Kinder beteiligt sind und von den Großeltern gegen die Eltern eingesetzt werden. So haben Chloés Eltern ihren Enkelkindern mitgeteilt, dass sie keine Weihnachtsgeschenke erhalten werden, weil ihre Mutter die Großeltern unfreundlich behandelt habe. Die unangemessene Erwartung von Chloés Eltern und Chloés Widerstand führen zu einem Abbruch der Beziehungen, den die Kinder nicht nachvollziehen können, da sie die Gesamtsituation nicht überblicken. Wie sollen sie gleichzeitig gegenüber der Mutter und den Großeltern loyal sein? Die Kinder befinden sich in einer Situation der sogenannten *gespaltenen Loyalität.* Chloé bleibt standhaft. Sie hat bereits viel an sich gearbeitet, um den zerstörerischen Auswirkungen ihrer Kindheit entgegenzuwirken.

In jeder Familie gelten bestimmte interne Verhaltensregeln – sie werden geerbt und ausgebaut –, die den Umgang der Mitglieder untereinander sowie das Verhalten jedes einzelnen Mitglieds zur Außenwelt bestimmen. Manche dieser Regeln werden klar und deutlich formuliert: Man grüßt, geht zur Schule, wäscht sich vor dem Essen die

33 Die »Gegenrolle« ist die Rolle, die durch eine andere Rolle hervorgerufen wird: Man ist beispielsweise wütend auf die Person, die zuvor ihre Wut uns gegenüber zum Ausdruck gebracht hat.

Hände, und so weiter. Sie werden von einer Generation zur nächsten weitergegeben.

Diese intergenerationale Weitergabe erfolgt über regelmäßigen Austausch, Erzählungen, Besuche auf dem Friedhof, Gedenkfeiern (Geburtstage, selbst wenn sie real gar nicht mehr stattfinden, im Sinne von »Dein Großvater wäre heute 107 Jahre alt geworden«) oder auch Gegenstände (»Das ist der Kleiderschrank deiner Urgroßmutter aus der Zeit, als sie als Hausangestellte gearbeitet hat«).

Manchmal nehmen familiäre Entscheidungen, die für diejenigen, die sie getroffen haben, von essenzieller Bedeutung sind, innerhalb der Familie regelrecht Gesetzeskraft an. Die Familie beurteilt ihre Mitglieder nach ihren eigenen Kriterien: nach der Bedeutung, die die Meinung Außenstehender einnimmt, ihrer internen Organisation und den Gefühlen, die die Familienmitglieder miteinander verbinden, ihrem gesellschaftlichen Status und ihren finanziellen Interessen. Sie kann ebenso eine kriminelle Handlung eines Familienmitglieds leugnen und ein Familiengeheimnis konstruieren (Couvert 2000), beispielsweise einen Unfall als Verbrechen hinstellen. Und der »Verbrecher« muss dann bestraft werden. Dies betrifft häufig uneheliche Kinder oder auch Kinder, denen Erwachsene die Schuld an einem Familiendrama zuschieben, um sich selbst vor der Verantwortung zu drücken. Anne Ancelin Schützenberger schildert den Fall einer Dreijährigen, der von ihrer Familie vorgeworfen wurde, sie habe die Eltern an die Gestapo verraten und damit deren Verhaftung zu verantworten. Ein weiteres Beispiel ist die Geschichte von Patrick Sanlessou.

Die Familie Leriche-Sanlessou[34]

Zum Zeitpunkt unserer Begegnung bemüht sich Patrick Sanlessou verzweifelt darum, eine Stelle zu finden. Dabei ist er Diplom-Ingenieur. Als ich ihn nach seiner Familie frage, erzählt er Folgendes: Seine Großmutter, Fräulein Leriche, war die Tochter eines wohlhabenden Halbpächters. Trotzdem heiratete sie den Landarbeiter Sanlessou. Ihr Vater hatte diese Entscheidung getroffen, denn sie war schuld am Tod ihres kleinen Bruders – zumindest aus Sicht der Familie. Seit dem Tag, als die 5-Jährige auf ihren 2-jährigen Bruder aufpassen sollte

34 Die Familiennamen wurden selbstverständlich geändert, aber die realen Namen haben ebenfalls einen Bezug zu Geld. *Sanlessou* bedeutet auf Deutsch »Ohne Geld«, *Leriche* bedeutet »Der Reiche« (Anm. d. Übers.).

> und dieser ertrank, wurde sie von der Familie geächtet. Ihre Eltern machten sie für dieses Unglück verantwortlich und bestraften sie dafür – sie und ihre Nachkommen.
>
> Ich habe mit Patrick Sanlessou an der maßlosen Ungerechtigkeit gearbeitet, die auf diesem Familienzweig lastet, und an dem damit verbundenen Verbot, gesellschaftlich erfolgreich zu sein. Danach ist es Patrick gelungen, einen Arbeitsplatz zu finden, der seiner Qualifikation entspricht. Der Ausschluss seiner Großmutter aus Familie und Gesellschaft hatte sein Schicksal bestimmt.

Es kommt häufig vor, dass traumatische Erlebnisse das Berufsleben beeinträchtigen. Während eines Fortbildungskurses für Arbeitslose äußerte ein 50-Jähriger, dass er keine Arbeit mehr finden würde, da sein Vater im Alter von 50 Jahren gestorben sei. Ich sagte ihm, dass man seinen Vater sehr wohl lieben kann, ohne im selben Alter sterben zu müssen. Er war schließlich der Erste, der wieder eine Stelle fand.

Manche Handlungen sind nur in den Augen eines bestimmten Familienmitglieds ein Verbrechen, beispielsweise Ehebruch oder das Verlassen des Partners. Aber derjenige, der sich verletzt fühlt, kann sich an der ganzen Familie für diese Verwundung rächen, für den Selbstmord oder auch einfach nur die ständigen Migräneanfälle, die dazu führten, dass man leise sein musste und jegliche Unruhe im Haus untersagt war. So wird die Neigung zu Migräneanfällen in manchen Familien von den Müttern jeweils an die Töchter weitergegeben, und Männer sind sozusagen dazu verdammt, Ehebrecher zu werden.

Habitus

Die Weitergabe von Verhaltensweisen impliziert die Vorstellung von einem »Wohlverhalten«, einer Form des Sozialverhaltens und der Körpersprache, die sowohl der Familie als auch dem sozialen Umfeld, dem man angehört, angemessen sind. In *Das Ende von Eddy* beschreibt Édouard Louis (2016), wie »ein Mann« in bestimmten sozialen Kreisen zu sein hatte, und welcher Druck auf diejenigen ausgeübt wurde, die diesem Bild nicht entsprachen. Diese Art und Weise, wie man in dem jeweiligen sozialen Milieu, dem man angehört, typischerweise zu sein hat, bezeichnet der Soziologe Pierre Bourdieu als *Habitus:*

> »[…] das, was man erworben hat, was aber in Form bleibender Dispositionen dauerhaft körperlich Gestalt angenommen hat. […] Und der Habitus ist ja auch ein Kapital, nur dass es, weil es inkorporiert ist, den Anschein von etwas Angeborenem erweckt« (Bourdieu 1993).

Dieses Konzept beschreibt die Tatsache, dass wir von Geburt an nach einem vorgegebenen Modell in unserem Körper leben, als sei es angeboren. Wir verinnerlichen Verhaltensweisen, die uns natürlich erscheinen – wie etwa die monogame Familie, eine Norm der westlichen Welt. Dasselbe gilt für intellektuelle, sportliche oder künstlerische Fähigkeiten. Das erklärt das Phänomen berühmter Künstlerfamilien, allerdings nur zum Teil. Ihre Begabung wird durch die Abstammungslinie hervorgebracht und dann dadurch unterstützt, dass die Familie einem sozialen Milieu angehört, das den Mitgliedern erlaubt, ihre Begabung zum Ausdruck zu bringen.

Der Habitus verleiht der Familie eine Identität und führt gleichzeitig dazu, dass diese weitergegeben wird. Manchmal sind eher Ähnlichkeiten bezüglich Mimik und Verhalten zu beobachten als hinsichtlich körperlicher Merkmale. Es gibt eine gemeinsame Art zu sprechen (laut oder leise, mit Akzent oder der Betonung auf bestimmten Silben), einen bestimmten Kunstgeschmack oder eine Art der Körpersprache. Die Erziehungsregeln, die in einer Gesellschaftsschicht gelten, ermöglichen den Angehörigen dieser Schicht, sich untereinander zu erkennen und von den anderen als solche anerkannt zu werden. Diese Abgrenzung bezeichnet Pierre Bourdieu (1987) als *Distinktion*.

So schildert Annie Ernaux (2019) in *Der Platz* die Diskrepanz zwischen ihrer Lebenswelt und der ihrer kleinen Mitschüler, die der wohlhabenden Bourgeoisie angehören. Ihre Eltern hatten sie auf diese Schule geschickt, damit sie eine Lebensart verinnerlichte, von der sie wussten, dass sie sie ihr nicht vermitteln konnten, die sie aber als unerlässlich für den sozialen Aufstieg ihrer Tochter erachteten.

Andere Regeln oder Modelle werden implizit weitergegeben, oft unbewusst. Dies geschieht durch tägliche Rituale: die Art, wie man sich begrüßt oder Gute Nacht sagt, eine gemeinsame Lektüre am Abend, den Umgang mit Medien, gemeinsame sportliche oder kulturelle Aktivitäten. Ein bestimmter Habitus kann sich auch nach einem besonderen Ereignis einstellen, wie beispielsweise die »Auferstehung« von Dannys Großvater (eine Traumatisierung ist manchmal auch mit einem positiven Ereignis verbunden):

Eine sportliche Familie

Danny ist Sportlehrerin. Sie hat an mehreren großen Radrennen teilgenommen. Sie läuft, betreibt Trail-Running und bereitet sich gerade auf einen Marathonlauf vor (über 40 km), bei dem sie die Marke von 3:59:59 Stunden unterbieten will. Sie ist klein und zart, ständig besorgt um ihre Gesundheit. Sie achtet genau auf ihre Ernährung. Beim geringsten Schmerz oder einer leichten Erschöpfung gerät sie sofort in Panik: Diesmal, da ist sie ganz sicher, handelt es sich um eine schwere Erkrankung, sehr schwer, wahrscheinlich Krebs. Ihre Mutter und ihr Onkel (der Bruder ihrer Mutter) sind ebenfalls Leistungssportler, halten ständig Diät, sind extrem schlank und immer besorgt um ihre Gesundheit.

Im Verlauf unserer Gespräche erklärt mir Danny, dass Ernährung und Sport wesentliche Voraussetzungen für die Gesundheit sind. Ich stimme natürlich zu, frage aber, wie es dazu gekommen ist, dass beides in ihrer Familie eine so extreme Bedeutung gewonnen hat. Daraufhin erzählt sie mir Folgendes: »Meine Großmutter ist früh an einem Schlaganfall gestorben, man hat sie in ihrer Küche auf dem Boden gefunden. Mein Großvater hatte sehr schwere gesundheitliche Probleme, er rauchte und aß viel, und nach dem Tod meiner Großmutter musste er sich operieren lassen. Auf Anraten seines Arztes hielt er dann eine strenge Diät ein und trieb Sport.« Nach einer kurzen Pause fügt sie hinzu: »Ich glaube, er hatte Angst zu sterben.«

So prägen sich den Kindern, die einerseits erschrocken sind über den plötzlichen und frühen Tod ihrer Mutter und andererseits später voller Erstaunen die beeindruckende »Auferstehung« ihres Vaters erleben, zwei intensive Erfahrungen ein: die Angst vor dem Tod und dass es eine erfolgreiche Strategie gibt, diesen möglichst lange hinauszuzögern – eine drakonische Diät in Verbindung mit intensiver sportlicher Betätigung. Diese Verhaltensweisen haben sie an ihre eigenen Kinder weitergegeben, die nach dem Tod der Großmutter und der »Auferstehung« des Großvaters geboren wurden. Die Generation der Enkel kann sich ein Leben ohne Leistungssport und ständige Diät nicht vorstellen. Sie hat diese Lebensweise verinnerlicht.

Die von den Eltern entwickelten Verhaltensregeln werden von den Kindern übernommen, ohne dass man darüber sprechen muss. Sie erscheinen natürlich und angeboren, denn der überwiegende Teil der Weitergabe erfolgt über nonverbale Kommunikation: Bestimmte Zeichen, Gesten, der Klang der Stimme oder ein Blick können Zustimmung signalisieren, verbale Aussagen noch bestärken, sie aber auch entkräften.

Die Kommunikation in der Familie

Die *Palo-Alto-Gruppe* hat die systemische Analyse auf die Kommunikation angewandt. Dabei haben die Forscher festgestellt, dass jeder Austausch jeweils auf verschiedenen Ebenen stattfindet:

Bei jeder Kommunikation geht es sowohl um einen *Inhalt* als auch um die besonderen *Beziehungen* zwischen den Gesprächspartnern, wobei der Inhalt seine Bedeutung im Kontext dieser Beziehungen erhält.

Eine Botschaft enthält selbst immer zwei Ebenen: den *Inhalt* und die *Art und Weise, wie dieser übermittelt wird.*

Jede Botschaft impliziert auch eine Festlegung der zeitlichen Reihenfolge der Ereignisse. Das heißt, jeder glaubt, es gebe einen Beginn des Austausches und dieser sei vom Gesprächspartner bestimmt worden. »Ich mache das, weil du jenes gemacht oder gesagt hast«, worauf der andere erwidert: »Ja, aber ich sage das nur, weil du dies gemacht hast.« Die Gesprächspartner legen jeweils den Ursprung einer Situation fest, während diese in Wirklichkeit Teil einer Geschichte ist. Jeder ist davon überzeugt, sein Verhalten sei durch den anderen ausgelöst worden, ohne sich bewusst zu sein, dass das eigene Verhalten bestimmte Reaktionen beim Gesprächspartner auslöst. Es ist zum Beispiel sehr schwer, nicht wütend zu werden, wenn man sich provoziert fühlt.

Meistens wird das, was gesagt wird, durch andere Signale bestätigt. Manchmal schwächen sie das Gesagte aber auch ab oder stehen sogar im Gegensatz dazu. Ein vorgetäuschtes Lächeln etwa, bei dem zwar die Mundwinkel nach oben zeigen, die Augen aber keinen Glanz ausstrahlen, ausweichende Blicke, ein plötzliches Zusammenzucken, heftige Bewegungen oder abruptes Innehalten, Husten, übertriebenes Lachen, Schweigen – all dies vermittelt dem Gesprächspartner, dass die Aussage des Gegenübers nur bedingt der Wahrheit entspricht. Diese Inkohärenz führt zu paradoxen Aussagen und/oder doppeldeutigen Botschaften.

Ein *Paradox* ist eine Mitteilung, die sich selbst widerspricht. Das bekannteste Beispiel stammt aus der Antike: »Epimenides, der Kreter, sagte: Alle Kreter sind Lügner.« Man versetzt uns auch in eine paradoxe Situation, wenn man uns auffordert: »Sei frei!« oder »Sei spontan!« Wie soll man auf Kommando frei oder spontan sein?

Wer in einem Paradox gefangen ist, ist wie gelähmt – unfähig zu handeln oder zu denken. Es kann zu plötzlichen Wutausbrüchen kommen, die sich niemand erklären kann und die dann oft als pathologisch hingestellt werden.

Noch schwieriger ist es, sich aus dem Wirrwarr *doppeldeutiger Botschaften* zu lösen, weil diese auf drei verschiedenen Ebenen aufbauen: Auf der ersten Ebene wird verbal eine primäre negative Anordnung erteilt (»Mach das, sonst wirst du bestraft«; hier sind wir im Bereich der Sprache). Gleichzeitig wird auf einer zweiten Ebene nonverbal eine sekundäre Botschaft übermittelt, die der ersten widerspricht (die Drohung wird von einem Lächeln begleitet; hier sind wir im Bereich der Metakommunikation). Und auf einer dritten Ebene wird im Anschluss eine Botschaft formuliert, die dem Betroffenen jeden Ausweg aus der Situation versperrt: »Und lächele bitte, wenn ich mit dir spreche!«

Doppeldeutige Botschaften provozieren Panik oder Zorn. Sie können auch bestimmte Arten von Schizophrenie auslösen, wenn ein Kind wiederholt damit konfrontiert wird. Die Antipsychiatrie hat das nachgewiesen.

Die systemische Analyse der innerfamiliären Kommunikation zeigt also, dass sich die Bedeutung des gegenseitigen Austauschs nur im jeweiligen Kontext erschließt. Die Gesprächspartner glauben, einen Austausch zu einem konkreten Zeitpunkt zu erleben, aber die Gegenwart einer Familie besteht immer auch aus einer Vergangenheit, selbst wenn die Beteiligten sich nicht daran erinnern, und einer Projektion in die Zukunft. Die Familie ist so beschaffen, dass sie ein Gerüst aus Guthaben und Schulden (also bestimmten Erwartungen) aufbaut, das gerade deshalb so stark ist, weil es uns nicht bewusst ist und wir es verinnerlicht haben. Dieses Gerüst, das die Grundlage der Weitergabe bildet, stützt sich auf eine Kommunikation aus Worten, Signalen und Ritualen, die das zukünftige Kind entziffern und sich aneignen muss.

6 »Wenn du erscheinst, mein Kind ...«

»Wenn du erscheinst, mein Kind, aus deinen Augen seh' ich dann alle milde Tröstung saugen, die freudig um dich stehen.«
Victor Hugo, *Herbstblätter*

Unser *Familienname* reiht uns ein in eine bestimmte Abstammungslinie, unser *Vorname* weist uns den konkreten Platz innerhalb dieser Linie zu. Nach französischem Personenstandsrecht erhält ein Kind bei der Geburt den Familiennamen des Vaters und eventuell den der Mutter, damit ist seine Familienzugehörigkeit offiziell festgelegt. Die Identität innerhalb der Familie wird durch den oder die Vornamen bestimmt, den oder die die Eltern auswählen.

Vornamen – Träger von Erinnerungen, Träumen und Plänen

Unser Vorname ist ein dermaßen fester Bestandteil unserer Identität, dass wir mit ihm eine Einheit bilden. Wir reagieren, sobald er aufgerufen wird, dafür sorgen psychophysiologische Mechanismen. Der Vorname vermittelt uns unsere Identität, gleichzeitig erfasst er die Identifikationen, die auf ihn projiziert werden – und auf uns. Um diese Identität zu brechen, wird bei Eintritt in bestimmte religiöse Ordensgemeinschaften oder Gefangenenlager der Vorname geändert oder durch eine Nummer ersetzt.

Vornamen sind Bedeutungsträger, da sie von den Eltern ausgewählt wurden. Sie übermitteln Erwartungen, sind Ausdruck von Liebe und erzählen Teile der Familiengeschichte. Sie sind Träger von Erinnerungen, Träumen und Plänen.

In manchen Familien wird ein bestimmter Vorname mit geringfügigen Änderungen von Generation zu Generation weitergegeben: Léon wird zu Léo, Léonard, Lenny oder Noël[35], Charlotte oder Charles werden zu Caroline, Manuel wird zu Emmanuelle. In vielen Ahnenreihen fällt auf, dass ein Sohn (meist der älteste) denselben Vornamen trägt

35 Anagramm von Léon (Anm. d. Übers.).

wie sein Vater, der diesen ebenfalls von seinem Vater übernommen hat. Ich kannte einen Maurer, der – wie schon sein Vater – außerdem als Feuerwehrmann tätig war und der sich für seinen Sohn keine andere Zukunft vorstellen konnte als ein Leben als Maurer und Feuerwehrmann. Sie alle trugen denselben Familien- und Vornamen. Vermutlich kommen darin der Wunsch und das Bedürfnis zum Ausdruck, ein Kind so in das väterliche Werk einzufügen, dass dieses fortgeführt wird. Es scheint, als erlaube der Vater seinem Sohn (häufig dem ältesten) keine andere Identität als seine eigene, kein anderes Recht als das zu sein, was er nach dem Willen des Vaters sein soll: sein Duplikat.

Prudence, Constant oder Clémence[36] wecken Assoziationen mit Eigenschaften, die Eltern zweifellos gern bei ihren Kindern sehen würden. Die Familien von Félix oder von Félicité wünschen sich vor allem, dass ihre Kinder glücklich sind. Die Vornamen Élise und Cécile weisen auf eine Liebe zur Musik hin, Maxime hat vermutlich sehr ehrgeizige Eltern.[37] Mit Marie-Antoinette, Anastasia oder Vladimir bekundet man eine politische Meinung, und wenn Eltern ihren Kindern die Vornamen Nicolas, Alexis oder Catherine geben, verbirgt sich dahinter möglicherweise eine nostalgische Vorstellung vom Russischen Zarenreich.

Vornamen sind häufig auch Ausdruck großer Liebe. Die Liebe zum Zeitpunkt der Zeugung kann Eltern dazu inspirieren, ihr Kind Valentin zu nennen oder einen Vornamen zu bilden, der die beiden Vornamen der Eltern in sich vereint. Oder sie geben ihrem Kind einen Vornamen, der an ihre erste Begegnung erinnert.

Als einer meiner Kollegen mir erzählte, dass seine Tochter *Justine* heißen würde, dachte ich sofort an den Roman *Justine oder die Leiden der Tugend* von Marquis de Sade und wies darauf hin, dass sie es mit diesem Vornamen wahrscheinlich nicht leicht haben würde. Daraufhin antwortete er ganz gelassen: »Das sind *deine* Geschichten. Wir haben uns am Tag der Heiligen Justine kennengelernt, und das ist gleichzeitig der Geburtstag meiner Frau. Daher wird unsere Tochter Justine heißen – für uns ist das ein Vorname, der Glück verheißt.« Ich bestand also nicht weiter auf meiner »kulturellen Assoziation«.

Die Vornamen der Großeltern, Verwandten, bestimmter Schauspieler oder berühmter Sportler werden häufig ausgewählt als Zeichen der besonderen Zuneigung oder Verehrung. Die Zuneigung, die man

---

36 *la prudence* = »die Vorsicht«; *constant* = »beständig«; *la clémence* = »die Milde«.
37 *maximus* = (lat.) »der Größte«.

für jemanden empfindet, kann auch durch Klangverschiebungen zum Ausdruck kommen: Eine Freundin verbindet wunderschöne Kindheitserinnerungen mit ihrer Tante Odile, genannt Didi, und wählte für ihren Sohn den Vornamen Didier. Oder die Wahl des Vornamens erfolgt aufgrund von Assoziationen, so wird aus Agnès beispielsweise Pascal (männlich) oder Pascale (weiblich)[38] in Anlehnung an *l'agneau pascal* (das Osterlamm).

Wenn man als Kind selbst sehr viel Liebe erfahren hat – und manche nennen ihr Kind tatsächlich Aimé[39] (männlich) beziehungsweise Aimée (weiblich) –, kann man den Vornamen seines eigenen Kindes auch nach dem Namenspatron eines der Elternteile auswählen. Ich bin vor Kurzem einem jungen Großvater begegnet, der seine kleine Éléonore auf dem Arm hielt. »Wir feiern bald unseren Geburtstag zusammen«, erzählte er mir. »Sind Sie am gleichen Tag geboren?« »Nicht ganz: Sie ist am 15. Juni geboren, ich am 25. Aber der 25. Juni ist der Gedenktag der Heiligen Éléonore.« Seine Tochter, die Mutter der kleinen Éléonore, wusste sicherlich, dass der Geburtstag des Vaters auf den Gedenktag dieser Heiligen fällt. Anhand von Familienstammbäumen kann man die Linien der Vornamen oder der damit verbundenen Geburtsdaten verfolgen. So wiederholten sich in meiner Familie seit dem Vorfahren Jules, der am 12. April geboren wurde (dem Gedenktag des Heiligen Jules) – und der wiederum den Vornamen seines Vaters trug als Zeichen der Zugehörigkeit zu dieser Linie –, in der väterlichen Linie der Vorname Jules und der Geburtstag 12. April über sieben Generationen hinweg.

Vornamen strahlen zuweilen so viel Liebe aus, dass sie sogar Menschen zusammenführen. Meine Freundin Joëlle erzählte mir, dass ihr und ihrem Mann kurz nach der ersten Begegnung auffiel, dass sie denselben Vornamen trägt wie seine Mutter und er denselben Vornamen wie ihr Vater. Die Vertrautheit der Vornamen kann eine Beziehung stärken – aber auch ungewöhnliche Situationen herbeiführen.

So erhielt ich, als ich an *Au coeur du secret de famille* (Couvert 2000) arbeitete, den Anruf einer Frau, die mit mir sprechen wollte. Aber kaum hatte sie mir ihre Situation erklärt, wagte sie nicht mehr weiterzureden, da ihr Mann früher als erwartet zurückgekehrt war. »Mein Name ist Anne Dumoulin«, sagte sie, »da der Familienname meines

38 = »der/die zu Ostern Geborene«.
39 = »geliebt«.

Mannes Dumoulin ist. Meine Nachbarin ist nicht verheiratet, sie heißt ebenfalls Anne Dumoulin, und er hat mich immer mit ihr betrogen.« Offenbar kam für ihren Mann nur Anne Dumoulin infrage – aber eben alle, die diesen Namen tragen.

Paul dagegen hat eine Frau getroffen, deren Familienname und Vornamen geradezu wie geschaffen waren, um seine ideale Familie zu gründen.

»Paul marie Marcel (et) Catherine«

Paul heiratet Marie-Marcelle, deren Familienname *Catherine* ist. In der Normandie sind viele Familiennamen weibliche Vornamen, denn im Mittelalter konnten Frauen nach normannischem Recht Oberhäupter der Familien sein und erben.

Pauls Tante mütterlicherseits, die für ihn die Mutterrolle übernommen hat – da seine Mutter Besseres zu tun hatte als sich um ihn zu kümmern –, hieß mit Vornamen Catherine. Pauls Onkel väterlicherseits, ein Berufssoldat, der den Ersten Weltkrieg unbeschadet überstanden hatte, während Pauls Vater als Kriegsversehrter zurückgekehrt war, hieß Marcel. Als Paul Marie-Marcelle Catherine heiratet, heißt das für mich unwillkürlich *Paul marie Marcel (et) Catherine*, also: Paul verheiratet Marcel und Catherine. Pauls Eltern hatten kein gutes Verhältnis zueinander, und er wollte vielleicht unbewusst ein ideales Paar schaffen, indem er auf wundersame Weise seinen Onkel väterlicherseits und seine Tante mütterlicherseits miteinander vermählte, der er sich zweifellos sehr verbunden fühlte, denn er starb an ihrem Hochzeitstag.

Vornamen sind auch (zumindest als Übergangslösung) sehr nützlich, wenn es darum geht, eine Abstammung anzugeben, die nicht festgelegt werden kann. Dies war – wenn auch in sehr unterschiedlichen Situationen – bei Alexandre Dumas und meinem Großvater der Fall.

Alexandre Dumas, Vater oder Sohn?

Eigentlich gibt es drei Alexandre Dumas. Der Erste, der Vater von Alexandre Dumas dem Älteren, war ein Held der Französischen Revolution, der seine Stellung verlor, weil er der Sohn eines Sklaven war. Er hat eine ganz besondere Geschichte:

Thomas Alexandre Davy de la Pailleterie (1762–1806) wurde in Saint-Domingue (Haiti) geboren, wohin sein Vater Alexandre Antoine Davy

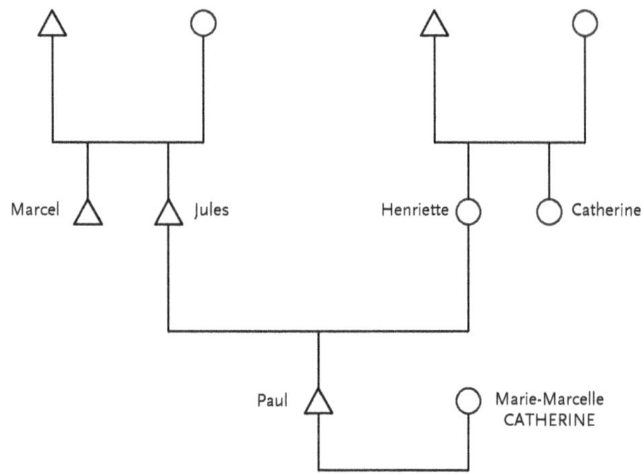

Abb. 3: Paul – Marie – Marcel – Catherine

de la Pailleterie (1714–1786)[40] emigriert war, um dort sein Glück zu suchen. Alexandre Antoine kaufte dort Marie-Cessette Dumas, eine Sklavin, der er die Freiheit schenkte und die die Mutter seiner Kinder wurde. Als er sein Vermögen verlor, verkaufte er Frau und Kinder als Sklaven. Nachdem sein Vater ihn einige Jahre später wieder zurückgekauft hatte, nahm Thomas Alexandre den Namen *Alexandre Dumas* an und trat in die Revolutionsarmee ein. Er wurde General und kommandierte die Kavallerie der französischen Armee des Orients, in der ihm unter anderen Murat, Davout und Leclerc unterstellt waren. Nach dem Tod seines Vaters kaufte er seine Mutter und seine Schwestern frei und wurde aus der Armee verbannt, als Napoleon Bonaparte 1802 als erster Konsul die Sklaverei in den Kolonien wieder einführte. Er hatte zwei Töchter, Alexandrine Aimée und Louise Alexandrine, und einen Sohn, Alexandre. Es fällt auf, dass er großen Wert darauf legte, seine Identität als Alexandre weiterzugeben, dasselbe gilt für seinen Sohn.

Dieser Sohn, Alexandre Dumas der Ältere (1802–1870), ist der Verfasser der beiden Romane *Die drei Musketiere* und *Der Graf von Monte Christo,* in denen er seinem Vater Anerkennung zollte. Als er 22 Jahre alt war, wurde sein Sohn geboren, den er Alexandre nannte.

40 Vermutlich waren ihre Eltern sehr ehrgeizig und wählten deshalb die Vornamen römischer Kaiser.

Alexandre Dumas der Jüngere (1824–1895), der als uneheliches Kind auf die Welt gekommen war, wurde im Jahr 1831 von seinem Vater anerkannt. Von ihm stammt der Roman *Die Kameliendame*.

Es ist zweifellos schwer zu akzeptieren, dass man von seinem eigenen Vater als Sklave verkauft wurde, und nur allzu verständlich, dass der General der republikanischen Armee seine Abstammung verleugnete, indem er den Namen seiner Mutter als Familiennamen wählte. Auf diese Weise schuf er eine Alexandre-Dumas-Dynastie, obwohl die offizielle Anerkennung der Abstammung unerwartete Wendungen nahm.

Was meinen Großvater betrifft, so wählte er für die Kinder seines Bruders christliche und französische Vornamen.

Christliche und französische Vornamen

Als junger Witwer verließ mein Großonkel Frankreich und überließ seinen Sohn André der Obhut einer Pflegemutter. Mit einer jungen Marokkanerin gründete er in Rabat eine neue Familie. Dies erfuhr mein Großvater, als er 1931 den Nachlass seines Bruders regeln musste, der bei einem Unfall ums Leben gekommen war. »Ihr Bruder hat Kinder«, sagte man ihm. Kinder? Welche Kinder? »Diese vier hier.« Mein Großvater übernahm post mortem im Namen seines Bruders die Vaterschaft und löschte die marokkanische Identität der Kinder, indem er ihnen christliche und französische Vornamen gab: Der Älteste hieß fortan Joseph, der zweite Sohn Noël[41] (mit Bezug auf Jesus), das dritte Kind Marie und die Jüngste Françoise.[42]

Vornamen erzählen also etwas über die Familiengeschichte – vorausgesetzt, man fragt danach.

Als ich auf die Halbinsel Cotentin in der Normandie kam, entdeckte ich Vornamen, mit denen ich bis dahin noch nie zu tun hatte, zum Beispiel *Clotilde*. Ich konnte mir nicht vorstellen, dass heutzutage noch jemand sein Kind so nennt – für mich gehörte der Name ins fünfte Jahrhundert, ich dachte dabei an Chlodwigs Frau. Eines Tages tauchte ein *Lohengrin* auf. Lohengrin! Der göttliche Schwanenritter,

41 *Noël* = »Weihnachten« (Anm. d. Übers.).
42 Virginie Carchidi, die Tochter von Françoise, hat später eine interessante Recherche zur Biografie ihres Großvaters Jean Madelaine durchgeführt. Noël heiratete eine Frau namens Andrée, der weiblichen Form des Vornamens seines Halbbruders.

der die Prinzessin Elsa von einer niederträchtigen Anschuldigung entlastet. Nachdem wir uns angefreundet hatten, fragte ich ihn (natürlich): »Aber warum heißt du Lohengrin?« Er erzählte mir, dass dieser schöne Vorname an die leidenschaftliche Liebe einer jungen Frau (seiner Großmutter) zu einem deutschen Musiker während des Krieges erinnert … und dass sich dahinter auch der Schmerz verbirgt, den die Trennung und die Brutalität ausgelöst haben, mit der sie bei der Befreiung Frankreichs kahlgeschoren wurde. Und Lohengrin, der überhaupt nichts von einem Skinhead hat, trägt eine sorgfältig rasierte Glatze.

Mein Vorname erzählt eine andere Geschichte, und ich hätte mich sicherlich nicht dieser Forschungsarbeit gewidmet, wenn ich Marie-Dominique hieße.

»Erinnere dich, Barbara!«[43]

In den 1950er-Jahren trug man den Vornamen Barbara nicht ohne unliebsame Folgen, wenn man in Saint-Michel-en-l'Herm im Département Vendée wohnte, wo mein Vater Apotheker war. Das war deshalb sehr unangenehm, weil jedes Jahr Anfang Dezember die Kinder hinter mir herliefen und riefen: »Barbara, Streichholzverkäuferin!« Das war eine Geschichte aus unserem Lesebuch. Also fragte ich: »Mama, warum heiße ich Barbara?«, als ahnte ich, dass mein Vorname eine Bedeutung hatte. »Nach dem Gedicht von Prévert«, antwortete sie, »das während des Krieges heimlich von Hand zu Hand ging.« Und ich stellte mir vor, wie sie als Schülerin der Ehrenlegion den Gedichtband unter der großen Pelerine verborgen hielt.

Dann lernte ich im Lateinunterricht des Gymnasiums, dass die »Barbaren« von den Römern als unzivilisierte Fremde eingestuft wurden, woraus ich schloss, dass meine Eltern mich als eine Fremde betrachteten – zumal ich auf dem Gymnasium die Einzige war, die Deutsch als erste Fremdsprache gewählt hatte und fortan auf dem Gymnasium als »die Deutsche« galt.

Sehr viel später erinnerte sich meine Mutter plötzlich, dass die Mutter ihrer Freundin Poupette, bei der sie ihre Ferien verbrachte, aus Lothringen stammte und Barbara hieß. Damit sah die Sache nun anders aus: Da meine Großmutter mütterlicherseits sich kaum um ihre Tochter kümmerte, wurde die Fremde Barbara zu einer Ersatzmutter, die meine Mutter aufnahm und beschützte.

---

43 Erste Zeile des Gedichtes »Barbara« von Jacques Prévert aus dem Band *Gedichte und Chansons* (Prévert 1989, S. 165).

Aber wie konnte mein Vater, den Originalität verunsicherte, akzeptieren, dass ich diesen Vornamen trug, wenn er ihm nicht vertraut war? Ich entdeckte, dass seine Tante, die sich um ihn kümmerte, weil auch *seine* Mutter anderes zu tun hatte, am 4. Dezember 1910 geboren war. Der 4. Dezember? Das ist der Tag der Heiligen Barbara, der Schutzpatronin der Bergleute (und der Feuerwehr). Mein Vater, der damals in Hagondange lebte, einer Stadt im Steinkohlegebiet Lothringens, muss dieses Datum bewusst wahrgenommen haben, es ist dort ein wichtiger Feiertag. Eine geliebte Tante, geboren am Tag der Heiligen Barbara, die ebenfalls die Rolle einer Ersatzmutter übernommen hat. Mein Vorname reihte mich nun in eine liebevollere Linie ein, und dies erklärt vielleicht zum Teil meine Schwierigkeit, bestimmte Erwartungen meiner Eltern zu erfüllen: Wie konnte ich die Mutter verkörpern, die weder mein Vater noch meine Mutter gehabt hatten? Wie konnte ich den Mangel an Fürsorge und Liebe wieder ausgleichen?

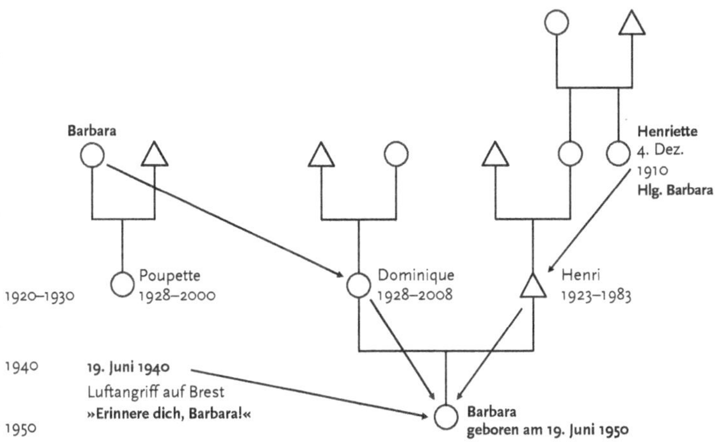

Abb. 4: Erinnere dich, Barbara!

Als meine Mutter starb, tauchte plötzlich ein Problem auf: Im Sekretariat des Notars trug man als meinen Vornamen Marie-Dominique oder Marie ein, manchmal sogar beide auf ein und demselben Dokument. Vergeblich verwies ich auf meinen Personalausweis, auf dem eindeutig Barbara als Vorname eingetragen war. Man erwiderte mir, der »richtige« Vorname sei derjenige, der auf der Geburtsurkunde als Erster genannt wird. Ich wollte, dass man zu gegebener Zeit *Barbara* Couvert beerdigen würde, nicht Marie oder Marie-Dominique

Couvert – die kannte niemand, selbst ich nicht, denn das bin ich ja nicht. Daher habe ich mich mit einem entsprechenden Antrag an das zuständige Amtsgericht gewandt, damit mein tatsächlicher Vorname als solcher im Sinne der gesetzlichen Vorschriften anerkannt wird. Und seit dem 14. Januar 2010 heiße ich nun endlich auch »ganz offiziell« Barbara Couvert.

Im Jahr 2017, während der Vorbereitung einer Konferenz über Psychogenealogie, beschloss ich, mich genauer über die Luftangriffe in Brest zu informieren, denn darum geht es in Préverts Gedicht. In der französischsprachigen Ausgabe von Wikipedia beginnt der erste Absatz über die *Bombardements de Brest* mit den Worten: »Am 19. Juni 1940 marschieren die deutschen Truppen in Brest ein.« Verblüfft halte ich inne, starre fassungslos auf den Bildschirm: Ich bin am 19. Juni 1950 geboren.

Die Bombenangriffe auf Brest, dieser »Regen aus Eisen aus Feuer aus Stahl aus Blut« (Prévert 1989, S. 165) besiegelte die Niederlage Frankreichs gegenüber Hitlers Armee innerhalb von knapp zwei Monaten, nach der Hölle von Dunkerque. Denn im Mai und Juni 1940 wurden nacheinander Holland, Belgien, Luxemburg und schließlich Frankreich besetzt.

Am 14. Juni marschierten die Deutschen in Paris ein. Die Einwohner hatten die Stadt verlassen; Tausende waren aus Nord- und Ostfrankreich vor dem deutschen Vormarsch geflohen und durchquerten die Stadt. Am 17. Juni waren die Deutschen in Metz, die Mosel wurde annektiert. Am 19. Juni erreichten sie Brest, nachdem die Stadt zwei Tage lang bombardiert worden war und man in einem unbeschreiblichen Chaos englische und polnische Truppen per Schiff evakuiert hatte. Mehr als 20 Kriegsschiffe versenkten sich selbst. Frankreich war zerschlagen, die Republik vernichtet. Familien waren auseinandergerissen, öffentliche Einrichtungen nicht mehr funktionsfähig, und eine Kommunikation zwischen den beiden Seiten dies- und jenseits der Demarkationslinie war praktisch unmöglich. Die Luftangriffe auf Brest haben nicht nur bei Jacques Prévert tiefe Spuren hinterlassen, sondern mit Sicherheit auch bei der überwiegenden Mehrheit der Franzosen, darunter auch meine Eltern.

Ich bin durch meinen Vornamen und mein Geburtsdatum – beides gehört zusammen – mit der Katastrophe der Bombenangriffe auf Brest verbunden, mit der Bestürzung und der Angst, die durch die deutsche Invasion ausgelöst wurden. Wie hatte meine Mutter diese Ereignisse erlebt? Im Juni 1940 war sie 12 Jahre alt, verbrachte gerade ihr erstes Schuljahr auf dem Internat der Ehrenlegion, einem Institut für junge Mädchen in Saint-Denis, das bei ihr – wie bei vielen anderen Internatsschülerinnen jener Zeit – fast bis ans Ende ihres Lebens Albträume auslöste.[44] Obwohl sie von der Welt abgeschottet wurden, wussten die Schülerinnen, dass Krieg herrschte. Meine Mutter erhielt lange keine Nachrichten, weder von ihren Eltern noch von ihren Brüdern, die in Grenoble lebten.

Mein Vater war mit seinem Vater in Paris, nachdem er im Mai aus Lothringen geflohen war. Seine Mutter war nach Les Sables d'Olonne gezogen. Seine Eltern hatten sich offenbar endgültig getrennt.

Meine Mutter sagte, *sie* hätte die Vornamen für uns Mädchen ausgesucht. Dass die Einnahme von Brest und die Niederlage im Jahr 1940 einen starken Eindruck bei ihr hinterlassen haben, verstehe ich. Auch dass Préverts Gedicht und vor allem die Zeile »Der Krieg ist eine Sauerei« (Prévert 1989, S. 165) sie sehr berührt haben, kann ich nachvollziehen. Aber dass ich ausgerechnet an diesem Jahrestag geboren wurde und den Vornamen trage, der ihn symbolisiert, das verstehe ich nicht. Wie ist es zu erklären, dass man am Jahrestag eines Ereignisses auf die Welt kommt, das für einen Elternteil oder einen Vorfahren prägend war? Denn Vornamen können mehr oder weniger bewusst ausgewählt werden, Geburtsdaten aber nicht. Um welche Alchemie handelt es sich hier?

Zu den erstaunlichen und wenig beachteten Eigenschaften unseres Gehirns zählt die Fähigkeit, Berechnungen anzustellen sowie Zahlen und Daten zu speichern. Dies zeigen die absolut außergewöhnlichen Menschen, die vom sogenannten *Savant-Syndrom* betroffen sind.

Das Savant-Syndrom

Dieses merkwürdige Phänomen kann angeboren sein oder als Folge einer Hirnschädigung auftreten. Diese Menschen zeichnen sich durch ein außergewöhnliches Erinnerungsvermögen aus oder durch speziel-

44 In *Les demoiselles de la Légion d'honneur* schildert die Historikerin Rebecca Rogers (1992) die körperlichen und vor allem psychischen Misshandlungen, denen die Internatsschülerinnen bis zum Ende der 1960er-Jahre ausgesetzt waren. Meine Mutter, die Tochter eines Militärarztes, wurde beispielsweise regelmäßig darauf hingewiesen, dass sie ihre Ausbildung der »staatlichen Fürsorge« verdanke und dass, sollten ihre Brüder in den Wirren des Krieges umkommen, dies ausschließlich eine Folge ihrer mangelnden Disziplin wäre.

le Kenntnisse auf bestimmten Gebieten – meistens in der Mathematik oder im Bereich der Musik –, ohne diese zuvor erworben zu haben. Es gibt noch keine Erklärung für dieses Phänomen. Man weiß allerdings, dass die *Savants* ihre Kenntnisse oder Fähigkeiten nicht von ihren Familien geerbt haben und dass es unter den Menschen, die einen Schlaganfall oder ein Schädel-Hirn-Trauma erlitten haben, nur wenige gibt, bei denen dann plötzlich außergewöhnliche Fähigkeiten in einem Bereich auftraten, in dem sie sich zuvor gar nicht auskannten, oder dass sie auf einmal bedeutende Künstler waren.

Der erste *idiot savant*[45], der in der Wissenschaft beschrieben wurde – und zwar 1854 in der Royal Society in London –, hieß Jedediah Buxton (1707–1772). Er konnte weder lesen noch rechnen, war jedoch in der Lage, astronomisch hohe Zahlen miteinander zu multiplizieren oder die exakten Ausmaße einer Fläche anzugeben, indem er das Terrain einfach abschritt. Seine Schritte waren sein Metermaß, und sein Gehirn kannte die Regeln; es verfügte über die angeborene Fähigkeit, den Inhalt einer Fläche zu berechnen.

Der Film *Rain Man* hat die reale Person Kim Peek (1951–2009) bekannt gemacht, der von Geburt an unter einer Behinderung litt, die ein selbstständiges Leben unmöglich machte. Gleichzeitig zeigte sich schon sehr früh, dass er mit einem außergewöhnlichen Gedächtnis begabt war, sowohl im Bereich der Mathematik als auch im Sport und in der Literatur. Er verfügte zudem über die Fähigkeit, zwei Seiten eines Buches gleichzeitig zu lesen, jeweils mit einem Auge, und sich noch lange Zeit an den Inhalt zu erinnern.

Daniel Tammet, 1979 in London als ältestes von neun Kindern einer Arbeiterfamilie geboren, ist für die hervorragende Leistung berühmt, innerhalb von drei Monaten die 22.514 Dezimalen der Zahl Pi erlernt zu haben (3,1416 …) und sie in knapp fünf Stunden aufsagen zu können.[46] Bei ihm wurde im Alter von 25 Jahren das Asperger-Syndrom diagnostiziert, eine bestimmte Form des Autismus. Er spricht zwölf Sprachen fließend und hat eine besondere Sprachlernmethode entwickelt. Außerdem ist er Verfasser mehrerer Bücher, darunter der

45 Dieser Begriff, der damals verwendet wurde und wörtlich *gelehrter Idiot* bedeutet, ist irreführend. Heute spricht man von *Savants* oder *Inselbegabten*, da es sich um Menschen handelt, bei denen bei insgesamt schwacher Begabung eine herausragende Leistungsfähigkeit auf einem abgegrenzten Gebiet vorliegt (Anm. d. Übers.).

46 Am sogenannten Pi-Tag, der 2004 im History of Science Museum der Universität Oxford stattfand.

Bestseller *Wolkenspringer*. Menschliche Emotionen sind ihm dagegen ein Rätsel.

Andere Menschen, die bis dahin vollkommen »normal« waren, entdecken nach einem Schlaganfall oder einem Schädel-Hirn-Trauma plötzlich, dass sie über Kenntnisse oder Fähigkeiten auf sehr hohem Niveau in Bereichen verfügen, in denen sie sich vorher überhaupt nicht auskannten. So ging es beispielsweise Derek Amato, nachdem er einen Kopfsprung in ein Schwimmbecken mit zu geringer Wassertiefe gemacht hatte. Die Folge war ein leichtes Schädel-Hirn-Trauma, das ihn in einen viertägigen Schlaf versetzte. Nach seiner Genesung verspürte er auf dem Weg zu einem Freund plötzlich den unwiderstehlichen Drang, Klavier zu spielen. Anschließend entdeckte er, dass er noch weitere Instrumente beherrschte, nämlich Gitarre, Kontrabass und Schlagzeug. Er ist heute Musiker und Komponist – kann aber keine Noten lesen.

Im Gegensatz zu den meisten Menschen, die Bilder mit ihren Augen sehen und Klänge mit ihren Ohren hören, besitzen *Savants* oft die Gabe der Synästhesie: Der Mathematiker sieht Formen in den Zahlen, der Musiker verbindet Noten mit bestimmten Farben, wie es Rimbaud mit den *Vokalen* erging.[47]

Die meisten dieser außergewöhnlichen Menschen besitzen auch die Fähigkeit des Kalenderrechnens: Sie können angeben, welcher Wochentag der 1. Mai 2025 sein wird oder auf welchen Wochentag der 1. Mai 1925 fiel.[48] Eine Fähigkeit, die gleichzeitig beeindruckend und amüsant ist. Das Phänomen zeigt jedenfalls, dass Menschen potenziell Daten speichern können, und damit wird eher verständlich, dass man am Jahrestag eines Ereignisses geboren werden kann, das einen Elternteil besonders geprägt hat.

Familiendramen und erschütternde historische Ereignisse bringen die Geborgenheit des Familienkreises ins Wanken. Trauerfälle, Trennungen, der Verlust des Vermögens – auf all dies reagiert die Familie wie ein gestörtes Betriebssystem, das wieder ins Gleichgewicht gebracht werden muss, um als Ganzes funktionieren zu können. Ein Trauma jedoch löst eine Schockwelle aus, die Nachfahren selbst dann erreichen kann, wenn sie lange nach dem betreffenden

47 »Vokale«, so lautet der Titel eines Gedichts von Rimbaud; (Anm. d. Übers.).
48 Manche können sogar das Wetter des entsprechenden Tages angeben!

Ereignis geboren wurden und gar nichts davon wissen. Sie halten es für Schicksal.

Denn wenn eine traumatische Erinnerung in einer Familie am Werk ist, gibt sie ein belastendes Ereignis weiter, lässt es in Vergessenheit geraten, formt es um und korrigiert es genauso wie dies bei einer individuellen Erinnerung geschieht – und genauso wird das Trauma auch gespeichert, bis es dann unvermittelt wieder zum Ausdruck kommt. Es belastet manche Nachkommen ein Leben lang und lässt ihnen keine Ruhe.

Die Friedhofswärter

Die Psychoanalytiker Nicolas Abraham und Maria Torok gehören zu den Ersten, die sich für das Phänomen der transgenerationalen Weitergabe interessiert haben. Sie bezeichnen den betroffenen Nachkommen, der aufgrund seines Alters, der Position innerhalb der Familie oder wegen seines Vornamens die Nachwirkungen eines Traumas erbt und darunter zu leiden hat, als »*Friedhofswärter*«. Er hat keine Wahl, ist wie besessen, und

> »[…] manchmal […] geschieht es, dass das Gespenst aus der Krypta den Friedhofswärter heimsucht, ihm seltsame, unverständliche Zeichen gibt, ihn zu ausgefallenen Handlungen zwingt und ihn mit unerwarteten Empfindungen bedrängt« (Abraham u. Torok 2001, S. 551).

Ersatzkinder

Manchmal versuchen Eltern, die ein Kind verloren haben, ihren Schmerz durch die Vorstellung zu lindern, dass ein später geborenes Kind dieses ersetzen könnte. Vornamen wie René (erneut geboren), Sylvie *(s'il vit* = wenn er lebt), Lazare (der auferstandene Lazarus), Nathalie, Vitalie oder Nathaniel, die Lebensfreude ausdrücken, können auf ein solches Drama hinweisen. Manche geben dem Kind auch denselben Namen wie dem verstorbenen Geschwisterchen.

Mein Onkel Jean-Marie ist ein Jahr nach dem Tod eines ersten Kindes namens Jean geboren. Meine Großmutter, die sehr fromm war, war so hingerissen von diesem Kind, das ihr sogar am gleichen Tag geschenkt worden war wie das erste – noch dazu am 15. August! –, dass sie den beiden Kindern, die sie danach noch gebar und zu denen auch meine Mutter zählte, keine große Aufmerksamkeit mehr widmete.

Einem Kind den Vornamen eines verstorbenen Menschen zu geben, den man sehr geliebt hat, ist an sich kein Problem. Zu einem solchen wird es aber, wenn Eltern und Familie ihre Trauer nicht abschließend verarbeiten, nicht aufhören können, den verstorbenen Menschen zu beweinen, und damit den lebenden an seiner freien Entfaltung hindern. In *Die Verlorenen* schildert Daniel Mendelsohn (2007) seine lange Suche nach den Familienangehörigen, die 1941 in Polen ums Leben gekommen waren, und erzählt, dass die Tanten seiner jungen Cousine Sarah bei deren Anblick immer in Tränen ausbrachen, weil sie ihrer Mutter Sarah, die im Konzentrationslager umgekommen war, so sehr ähnelte.

Eltern halten dann eine Überlagerung von zwei unterschiedlichen Identitäten aufrecht, die für die Betroffenen problematisch ist: Wer sind sie, welche Identität gehört zu ihnen, diesen »Ersatzkindern«, die in der Trauer ihrer Eltern gefangen sind? Sie müssen mit einem jung Verstorbenen zurechtkommen, der gewissermaßen ihrer Obhut anvertraut wurde, verbunden mit der Aufgabe, ihn bestmöglich zu vertreten. Aber kann man so etwas sein wie »ein kleiner Engel«? Die Erwartungen und Projektionen der Eltern auf dieses lebende Kind haben häufig keinerlei Bezug zu seiner individuellen Persönlichkeit. Und das ist nicht leicht – es sei denn, man macht es wie Salvador Dalí, ebenfalls ein Ersatzkind, und nimmt ein exzentrisches Verhalten an. Vielleicht lag der Grund darin, dass er nicht er selbst sein durfte. Diese Menschen fragen sich, ob sie lebendig sind oder tot. Ähneln sie dem Verstorbenen oder sind sie anders? Haben sie das Recht zu leben oder nicht? Sie selbst zu sein? Glücklich zu sein? Durfte Vincent van Gogh beispielsweise jemals er selbst sein?

Vincent und Théo van Gogh

Der Maler Vincent van Gogh, der ebenso wie sein Bruder Théo den Vornamen einer ganzen »Dynastie« trug, war der älteste Sohn des Pfarrers Théo van Gogh. Genau genommen, der *zweite* älteste Sohn, denn er ist auf den Tag genau ein Jahr später geboren wie der erste Vincent, der tot zur Welt kam. Ein Vincent van Gogh wurde am 30. März 1852 geboren und starb am selben Tag; ein Vincent van Gogh (der Maler) wurde am 30. März 1853 geboren, gleichsam als versuchte die Familie, einen Tod auszulöschen, indem sie am gleichen Tag ein neues Kind in die Welt setzte.

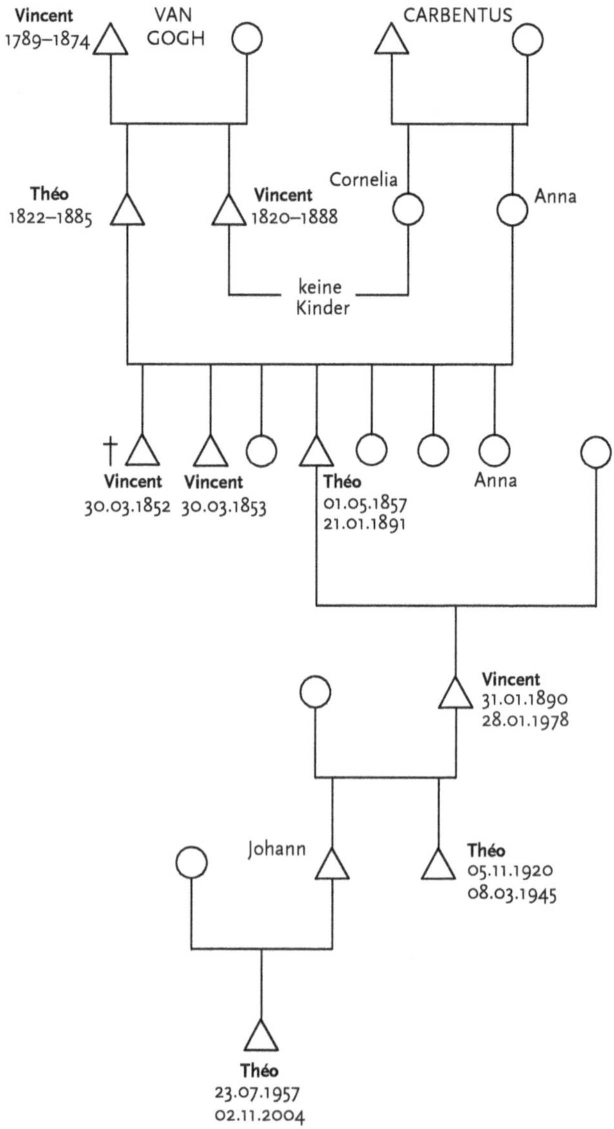

Abb. 5: Vincent und Théo van Gogh

Dieser Maler ist auch der Neffe von Vincent van Gogh, dem Kunsthändler, Bruder des Pfarrers Théo van Gogh, die beide Söhne des Pfarrers Vincent van Gogh waren. Viviane Forrester (2003) schreibt, schon diese beiden hätten einander so geliebt, dass sie zwei Schwestern geheiratet hätten. (Eheschließungen dieser Art sind *ein* Modell, das man in Familien findet, in denen Inzest eine Rolle spielt. Selbst wenn es nicht zum Inzest kommt, wundert man sich doch darüber, wer wen heiratet und wer davon träumt, wen zu heiraten.)

Diese starke brüderliche Liebe setzt sich fort in der nächsten Generation zwischen Vincent, dem Ältesten und späteren Maler, und Théo, seinem jüngeren Bruder, der offenbar einer der wenigen Menschen war, zu dem der Künstler, dessen Leben von Schmerz, Alkoholismus und seiner genialen Begabung geprägt war, eine stabile, wenn auch leidenschaftliche Beziehung hatte. Vincents Briefe spiegeln Hilflosigkeit wider und ein verzweifeltes Bedürfnis nach Anerkennung (Van Gogh 2017). Als Maler? Als Pfarrer? Als Lebender? Er weiß es nicht. Gefangen zwischen einem toten Bruder, dessen Namen er trägt, und einem lebenden Bruder, den er leidenschaftlich liebt und von dem er sich abhängig fühlt, wird der innere Druck wohl so stark, dass er sich am Vortag des Heiligen Abend das Ohr abschneidet, nachdem Théo ihm seine Verlobung mitgeteilt hat. Anderthalb Jahre darauf stirbt er. War es Selbstmord? Ein Unfall?[49] In der Zwischenzeit hatte Théo ihm die Geburt seines Sohnes angekündigt – der den Vornamen Vincent tragen sollte. Das erklärt weder die geniale Begabung noch den wahnsinnigen Schmerz des Malers, trug aber sicher einen Teil dazu bei.

Angefangen mit Vincent van Gogh, dem 1789 geborenen Großvater des Malers, bis hin zu seinem Urgroßneffen Théo van Gogh, der 2004 ermordet wurde, scheint die Familie dem unausweichlichen Zwang zu unterliegen, die männlichen Nachkommen entweder Vincent oder Théo zu nennen. Auf diese Weise entsteht eine Abstammungslinie, in der man Vincent und Théo nur schwer auseinanderhalten kann und oft nicht weiß, von welchem Vincent beziehungsweise Théo gerade die Rede ist.

Ist dies das Kennzeichen eines Dramas, das sich nicht auslöschen lässt? Die Scham der Familie darüber, dass sie das Vermögen des Urgroßonkels Vincent geerbt hat? Denn so entsetzt die konformistische

49 Steven Naifeh und Gregory White Smith (2012) stellen die Hypothese auf, es habe sich um fahrlässige Tötung gehandelt.

Familie angesichts der Ideen und des Benehmens dieses Künstlers auch war, der sich auf den Weg nach Paris gemacht hatte – sein Erbe hat sie doch angenommen. Vielleicht war das der Grund, warum sie einen Vincent, der den Teufel verkörpert, regelmäßig mit einem Théo verknüpft hat: *theos* bedeutet im Griechischen »Gott«.

Diese Verwirrung der Generationen durch die häufige Verwendung des gleichen Vornamens findet man auch in der mütterlichen Linie des Malers. Sowohl seine Mutter als auch eine Schwester hießen Cornelia, ebenso eine Cousine, in die sich Vincent verliebte. Vier Generationen zuvor hatte eine Cornelia den Ehemann ihrer Cousine Cornelia geheiratet, nachdem dieser Witwer geworden war.

So verleihen manche Vornamen der Tatsache Ausdruck, dass eine Familie etwas Bestimmtes nicht vergisst, vielleicht nicht vergessen *will*. Ein Kind wird durch seinen Vornamen dazu bestimmt, auf ein Geheimnis hinzuweisen, es auf diese Weise gleichzeitig zu offenbaren und zu verschweigen, oder Trauer darüber auszudrücken und diese damit gleichzeitig unmöglich zu machen.

Stellvertreterkinder

So nennt Salomon Sellam – der Begründer der Klinischen Psychosomatik – Kinder, die nach dem Tod eines anderen Familienangehörigen geboren werden (also nicht nach dem Tod eines Bruders oder einer Schwester) und eine Erinnerungsspur in sich tragen, die zu körperlichen Symptomen führt. Das ist bei Louis der Fall.

»Ich dachte, ich sei in der Hölle geboren«[50]

Wie sonst sollte man eine Welt nennen, in der man so leiden musste? Als Louis in meine Praxis kam, hatte er eine wichtige Funktion in einem großen Unternehmen inne, aber man verweigerte ihm den Aufstieg zum leitenden Angestellten. Es fiel ihm schwer, sich mitzuteilen. Als drittes Kind von fünf Geschwistern wuchs er in einer Familie auf, die finanziell in relativ gesicherten Verhältnissen lebt: Sein Vater Jean ist Berufssoldat, und seine Mutter Henriette arbeitet seit die Kinder groß sind als Haushaltshilfe. Ein Paar, das sich liebt, die leidvollen Erfahrungen der Vergangenheit aber nicht hinter sich lassen kann. »Das Elend, in dem sie aufgewachsen sind, hat sie tief geprägt: Ihr Erbe besteht aus Entbehrungen und Gewalt«, sagt Louis, um zu erklären, warum dies das Einzige war, das sie ihm weitergeben konnten.

---

50 Wir sind Louis bereits im Kapitel *Wiederholter oder chronischer Stress* begegnet. Dieser Text wurde in Zusammenarbeit mit ihm erstellt.

Jean war ein *poulet de haie*, so nannte man in seiner Region uneheliche Kinder, die außerhalb des familiären Nestes geboren wurden.[51] Seine Kindheit war gekennzeichnet durch seelischen Kummer und materielle Not. Um ihm die Chance eines besseren Lebens zu bieten, ging seine Mutter das Risiko ein, in wilder Ehe mit einem gewalttätigen Mann zu leben, den sie nicht liebte, der aber genügend Geld besaß, um die Kurse ihres Sohnes an einer Abendschule zu finanzieren. Er sollte sich auf ein Auswahlverfahren für Stipendien vorbereiten – und fiel durch. Seine Mutter prügelte ihn daraufhin fast zu Tode.

Später, als seine eigenen Kinder die Schule besuchten, reichte seine »Erziehungskunst« nur so weit, dass ihr Versagen vorprogrammiert war: Durch Wutausbrüche lähmte er die Lernfähigkeit seiner Kinder, dabei wollte er doch eigentlich, dass sie Erfolg hatten. Beleidigungen prasselten nur so auf sie nieder. Die Angst davor, seine Kinder könnten auf der Schule versagen, war so groß, dass er sie ständig als »Idioten« und »Nieten« beschimpfte, die zu nichts taugten als zum »Mistverteilen«.

Henriette stammt aus einer armen Bauernfamilie. Ihr Vater, ursprünglich aus Paris, war zu seiner Familie mütterlicherseits aufs Land gezogen, nachdem sein Vater im Ersten Weltkrieg gefallen war.

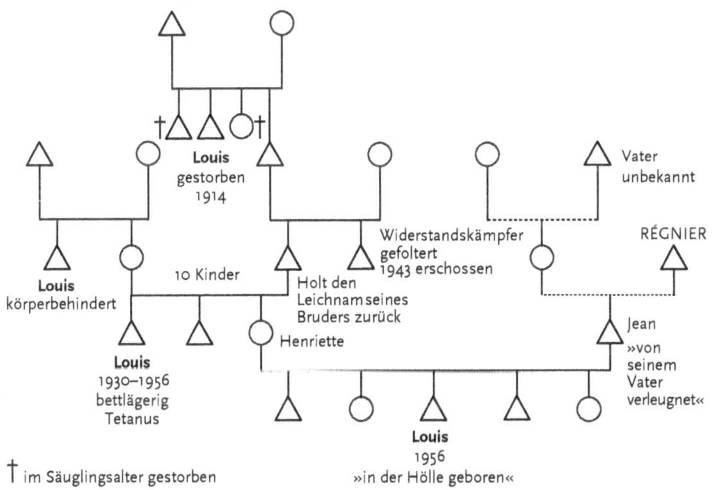

Abb. 6: Louis, in der Hölle geboren

51 Der Name seines Vaters (Régnier) wird übrigens fast genauso ausgesprochen wie das französische Wort für »verleugnet« *(renié)* (Anm. d. Übers.).

Es gab zehn Geschwister, der Älteste hieß Louis. Da er an einer Krankheit litt, die zu jener Zeit noch unheilbar war, konnte er ab einem bestimmten Zeitpunkt nicht mehr auf dem Bauernhof mitarbeiten. Das war eine schwere Last für eine Familie, in der jeder seinen Teil zum Überleben der Gemeinschaft und für eine bessere Zukunft beitragen musste, und eine schwere seelische Bürde für einen jungen Mann, der bettlägerig war und die Haushaltskasse belastete. Er hinterließ nur negative Erinnerungen, denn »es war, als verkörpere er das Leid der Familie und sei gleichzeitig dessen Ursache«, erzählt Louis. Dieser Junge, den man auf einer Trage mit auf die Felder nahm, tyrannisierte offenbar seine Geschwister. Seine jüngere Schwester Henriette hatte die Aufgabe, sich um ihn zu kümmern. Vielleicht hat er sie auch zu unsittlichen Berührungen gezwungen. Mit 12 Jahren war er erkrankt, im Alter von 22 Jahren durch eine Antibiotika-Behandlung vor dem Tod gerettet und als Invalide anerkannt worden, und mit 26 Jahren beging er Selbstmord, indem er eine Wunde mit Kuhmist kontaminierte und sich auf diese Weise bewusst mit Tetanus infizierte. Einer Nachbarin hatte er zuvor anvertraut, dass er sterben wollte. Er war selbst der Neffe eines anderen Louis, des Bruders seiner Mutter, der körperbehindert war.

Jean und Henriette haben in ihrer Kindheit nur Armut und emotionale Vernachlässigung erlebt. Louis' Großeltern – sowohl mütterlicher- als auch väterlicherseits – waren arm, sehr arm. Die Zukunft versank im Sumpf einer Gegenwart aus mühsamer Arbeit, zu der man gezwungen wurde, für die es keine Anerkennung gab, die den Körper auslaugte und den Geist zermürbte. Nie hatte man Zeit für sich. Jean und Henriette sind an diesem Elend zugrunde gegangen, vor allem an der *Scham* für dieses Elend. Sie schämten sich ihrer selbst, sie schämten sich für ihre Eltern und für ihre Kindheit. In ihren Augen waren sie selbst nichts wert, denn »Menschen ohne Geld sind Menschen ohne Wert«. Sie schämten sich für ihr Unglück, also lächelten sie: Ja, ja, alles gut, auch den Kindern geht es gut. Doch hinter dem aufgesetzten Lächeln verbargen sich Schläge, Demütigungen und grenzenlose Einsamkeit. In einem Dorf vergisst man nicht – und man verzeiht auch nicht. Die Angst vor dem Elend führt dazu, dass man diejenigen verstößt, die davon betroffen sind.

Der Louis, der dies erzählt, wurde einen Monat nach dem Tod seines Onkels Louis gezeugt, und das ist auch der Grund für die Wahl seines Vornamens. Es war der ausdrückliche Wunsch seiner Mutter und seines Großvaters. Sein Vater war dagegen, konnte sich aber nicht durchsetzen.

Als Kind fiel ihm auf, dass seine Mutter schwere Erkrankungen bei ihm zu erkennen glaubte, die in Wirklichkeit gar nicht vorhanden waren. »Sie verwechselte mich mit ihrem Bruder. Sie rechnete sozusagen mit ihm ab und durchlebte erneut ihre Ängste«, so Louis. Sein Leben spielte sich ab zwischen den Wutausbrüchen seines Vaters einerseits und den Wahnvorstellungen seiner Mutter andererseits. Irgendwann hatten die ständigen Vorwürfe, Schläge und das boshafte Verhalten ihn dermaßen betäubt, dass er den Eindruck hatte, er lebe in einer Welt voller Verrückter, in der Worte keinen Sinn mehr ergaben.

Doch es gibt auch eine positive Erinnerung aus dieser verheerenden Kindheit: Es gab einen einzigen Menschen, der Louis bedingungslos liebte, und das war sein Großvater mütterlicherseits. Louis bedauert heute, dass es ihm nicht gelungen ist, sein »Herz dieser Liebe zu öffnen. Zuerst wollte ich von meiner Mutter geliebt werden«, erzählt er. Der Vater dieses Großvaters hieß ... Louis. Er gehörte zu den Millionen von Soldaten, die im Ersten Weltkrieg umgekommen sind. Es ist schwer, um jemanden zu trauern, der nicht zurückgekehrt ist. Indem er seinen Sohn Louis nannte, habe dieser Großvater die Trauer unmöglich gemacht, erläutert der Louis, der uns dies erzählt. Bei der Aufstellung seines Familienstammbaumes fand er heraus, dass sein Urgroßvater nach dem Tode eines Geschwisterchens und vor dem Tod eines weiteren Kindes geboren war, und dass man dies immer verschwiegen hatte. Er hat Benjamin getroffen, das jüngste Mitglied aus dieser Geschwisterreihe, und dieser wusste nichts von den beiden verstorbenen Kindern.

Trotz seiner Zuneigung konnte der Großvater Louis nicht vor diesem ganzen familiären Leid schützen. Er erzählte ihm häufig, fast mit Tränen in den Augen, wie er im Gefängnis von Saint-Lô um die Herausgabe der sterblichen Überreste seines Bruders gebeten hatte, der als Widerstandskämpfer von den Deutschen erschossen und vorher vermutlich gefoltert worden war. Ganz allein musste er den Leichnam seines Bruders zwischen unzähligen anderen Leichen ausmachen und herausholen.

Louis trug mit seinem Großvater die Last dieses Bruders und mit seiner Mutter die Last eines behinderten Bruders, der an einer Wunde gestorben war. Als Kind hatte er schreckliche Angst davor, man würde ihn in einen Leichnam verwandeln. »Ich hasse meinen Vornamen«, sagt er. »Ich trage den Namen eines verdeckten Selbstmörders, eines Behinderten und eines Kriegsgefallenen. Dieser ganze Schmerz haftet wie Schmutz an mir. Ich trage den Vornamen von lebenden Toten. Sie wollten aus mir einen toten Lebenden machen. Mein Vorname zerstört mich.«

Es fiel schwer, sich in Louis' Familienstammbaum zurechtzufinden. Er verlor selbst oft den Überblick und wiederholte damit die Verwirrung seiner Mutter. Als es allmählich gelang, darin Ordnung zu schaffen, Worte und Emotionen zu sortieren, leidvolle Erfahrungen denjenigen zuzuordnen, die sie betrafen, erklärte Louis, er habe das Gefühl, dass der Kontakt zu seinen Angehörigen und zu seinen Arbeitskollegen eine neue Form annahm. Darüber musste er lächeln. Und dieses Lächeln löste eine ganz neue Empfindung aus.

Louis' Eltern hatten, auf unterschiedliche Weise, eine besonders schwere Kindheit erlebt und das tägliche Leben ihrer Kinder in einen Albtraum verwandelt. Als ihr »Friedhofswärter« musste Louis, der mehrmals selbst fürchtete, den Schlägen seines Vaters oder den Wahnvorstellungen seiner Mutter zu erliegen, die Ansammlung unausgesprochenen Leids mehrerer Generationen auf seinen Schultern tragen. Er sagt, das Bedürfnis zu verstehen und Dinge beim Namen zu nennen, habe ihn gerettet.

Es gibt allerdings auch andere »Friedhofswärter«, die unbewusst eine Verletzung wiederholen, erleiden oder jemand anderem zufügen, die bereits ein Elternteil oder ein Vorfahre erlitten hat – selbst, wenn dies ihren Wünschen oder ihren moralischen Grundsätzen zuwiderläuft. Die Bedeutung ihrer Handlungen ist ihnen nicht bewusst, sie fühlen sich zu diesem Verhalten gedrängt, »es ist stärker als sie«. Sie wiederholen, sind gewissermaßen Werkzeug einer Kraft, der sie nicht gewachsen sind.

7 Wiederholungen innerhalb der Familie

Zahlreiche Familienstammbäume weisen Wiederholungen von Vornamen und Geburtsdaten auf. Häufig kann man auch über mehrere Generationen hinweg beobachten, dass eine Tochter, die vor der Eheschließung ihrer Mutter geboren wurde, vor ihrer Heirat mit einem Mann, der nicht der Vater dieses Kindes ist, ebenfalls eine Tochter zur Welt bringt.

Diese Wiederholung eines oder mehrerer Erlebnisse eines Elternteils durch einen Nachkommen zeigt, wie sehr dieses Ereignis eine Familie geprägt hat. Manchmal ist es, wie wir noch sehen werden, vielleicht auch der Versuch, etwas wiedergutzumachen. Probleme mit dem Erbe, Enttäuschungen zwischen den Eheleuten – jede einschneidende Erfahrung kann als Aufforderung verstanden werden, dass man sie übernimmt und wiederholt.

Ein paradoxes Erbe

Nach dem Tod seines Vaters stellt ein Freund fest, dass ein bedeutender Teil des Vermögens, das dieser erworben hatte, auf legale Weise zugunsten seiner Geschäftspartnerin verschwand, die gleichzeitig seine Geliebte war. Ihm fällt ein, dass sein Vater regelmäßig damit gedroht hatte, ihn zu enterben, was er aber nie ernst genommen hatte. Dann erinnert er sich auch an eine Geschichte, die sein Vater einmal über seinen Großvater erzählt hatte: Dieser war als uneheliches Kind in einem Waisenhaus aufgewachsen und musste später erleben, wie seine Cousins ihn seines Erbes beraubten. Auch wenn es sich dabei nur um ein mageres Erbe gehandelt hatte, so war die Ungerechtigkeit doch umso schmerzhafter, als sie mit einem Verrat verbunden war. Offenbar hatte dieses Unrecht gegenüber dem Großvater den Vater dermaßen verletzt, dass seine Kinder »auch etwas davon haben sollten«. Eine besondere Art und Weise, zum Ausdruck zu bringen, dass sie seine Erben und Angehörige derselben Linie sind.

»Er hat meine Großmutter betrogen«

Bertrand betrog regelmäßig die Frauen, die er liebte, sobald er mit ihnen zusammengezogen war – und litt immer sehr darunter, wenn er verlassen wurde. Er verstand sich selber nicht. Als wir seine Familiengeschichte zurückverfolgten, stießen wir auf einen Skandal, der das Leben seiner Großmutter erschüttert hatte: Ihr Mann hatte ein Verhältnis mit ihrem Hausmädchen! Als ich die Hypothese aufstellte, dass er gegen seinen Willen ein Verhalten wiederholte, das in seiner Familie einst ein Trauma ausgelöst hatte, lächelte Bertrand mich freundlich an – er glaube nicht, dass dies nach 50 Jahren noch irgendeinen Einfluss auf sein Leben haben könnte. Trotzdem schauten wir uns die Reaktionen seiner Großmutter und seiner Familie einmal näher an. Es tut immer weh, wenn man betrogen wird. Es verletzt die eigenen Gefühle und schadet dem gesellschaftlichen Ansehen. Wenn die Rivalin dann auch noch ein Hausmädchen ist, schämt man sich offenbar ganz besonders. Diese soziale Komponente hatte das Eheproblem von Bertrands Großeltern in ein familiäres Drama verwandelt, das sich nun auf einen der Enkel auswirkte: Er wiederholte eine Situation, ohne die Verbindung zur Familiengeschichte herzustellen. Nachdem ihm dies bewusst geworden war, konnte er sein Verhalten ändern.

Vitalie Rimbaud war von Arthurs Vater Frédéric verlassen worden. Von dieser Demütigung hat sie sich nie erholt. Dies erklärt vielleicht teilweise das erstaunliche Leben von Arthur Rimbaud.

»Ich ist ein Anderer«[52]

Kann man sich eine schönere und präzisere Formulierung vorstellen, um das Gefühl der Selbstentfremdung auszudrücken, der Inbesitznahme durch einen anderen?

»Die Seeluft wird meine Lungen zerbrennen; die abgeschiedenen Gegenden werden mir das Fell gerben«, schrieb Rimbaud (2021, S. 15) in *Eine Zeit in der Hölle* und nahm damit die Zukunft voraus, die ihm tatsächlich bevorstand.

Aufbrechen, frei sein, reisen, Frau und Kinder zurücklassen ... Gewiss, aber wenn ein Vater seine Familie im Stich lässt, so hat dies tiefgreifende Auswirkungen auf diejenigen, die zurückbleiben. Vitalie Rimbaud, Arthurs Mutter, musste ihre Kinder alleine aufziehen, wobei ihr besonderer Charakter Frédéric Rimbaud wahrscheinlich nicht gerade dazu animiert hat, das gemeinsame Leben fortzusetzen.

Das Leben von Arthur Rimbaud war ein Leben der rastlosen Suche, die 1870 mit dem Krieg begann: Er war 16 Jahre alt, als er die besetzten Ardennen verließ und nach Paris aufbrach, um sich der

52 Zitat aus Rimbauds Seher-Briefen (Anm. d. Verl.).

Dichtkunst zu widmen (*Der Schläfer im Tal* ist einen Monat nach der Schlacht von Sedan entstanden). Stattdessen fand er sich im Gefängnis wieder, weil er sein Zugticket nicht bezahlen konnte. Dies war die erste seiner Abreisen mit anschließender Rückkehr zu seiner Mutter, bis er irgendwann ein letztes Mal heimkehrte, nach einer Beinamputation. Er hoffte, wieder zu Kräften zu kommen, floh aber schließlich aufgrund der Schmerzen und aus Angst, man könne ihn wieder zum Militärdienst zwingen. Er wollte auf einem Schiff anheuern, starb jedoch zuvor in einem Krankenhaus in Marseille an Knochenkrebs.

In der Zwischenzeit war er durch Europa gereist, hatte Englisch, Deutsch, Italienisch und Arabisch gelernt (sein Vater hatte den Koran ins Französische übersetzt), sich als Söldner in der holländischen Kolonialarmee verpflichtet, war auf Java desertiert und nach Charleroi zurückgekehrt, dann erneut aufgebrochen nach Ägypten, Zypern, ans Rote Meer, in den Jemen, nach Aden und Äthiopien, wobei er abwechselnd als Baustellenaufseher und Händler arbeitete, der Kaffee, Baumwolle, kleine Ziergegenstände, Waffen und vielleicht auch Sklaven verkaufte.

Ein Leben als Deserteur? 1877 erscheint er als Deserteur des 47. Regiments, dem Regiment seines Vaters (Mijolla 1986).

Ein Leben als Abenteurer? Wie wer? Denn diese Frage stellt sich ja bei jemandem, der verkündet »Ich ist ein Anderer«. Hat er sein eigenes Leben gelebt? Hat er das Leben eines anderen gelebt? Und falls ja: Wessen Leben war das?

Der Psychoanalytiker Alain de Mijolla sieht Parallelen zwischen Arthur Rimbauds Leben und dem seines Vaters. Arthurs Reisen in den Orient wären demnach eine Art zweites Leben (neben dem ersten als Dichter), mit dem er auf seine Weise das Leben von Frédéric Rimbaud wieder aufnahm, dem Berufssoldaten, der an der Eroberung Algeriens und Marokkos sowie am Krimkrieg und dem Italienfeldzug teilgenommen hatte. Arthur Rimbaud war 37 Jahre alt, als er endgültig nach Frankreich zurückkehrte. Er hatte die Absicht, eine Frau zu finden und eine Familie zu gründen ... wie sein Vater Frédéric Rimbaud, der mit 39 geheiratet hatte.

Bruno Clavier (2011), ebenfalls Psychoanalytiker, setzt die Nachforschungen über Arthur Rimbaud fort, die Alain de Mijolla 20 Jahre zuvor begonnen hatte, zieht aber seine eigenen Schlüsse. Ihm fiel auf, dass in der Familie Rimbaud seit dem Vater von Arthurs Urgroßvater die Väter immer entweder verschwunden oder verstorben sind, sobald ihre Söhne 5 oder 6 Jahre alt waren, also das Syndrom der wiederholten Jahrestage auftrat. Darüber hinaus richtete er den Fokus auf Jean-Charles Cuif, den Bruder von Arthurs Mutter Vitalie, den diese sehr geliebt und bewundert hatte. Mit 17 meldete dieser sich als Freiwilliger bei der Armee, um strafrechtlichen Verfolgungen zu entgehen, kehrte 14 Jahre später zum väterlichen Hof zurück, ohne sich in der Zwischenzeit ein einziges Mal gemeldet zu haben, und starb im darauffolgenden Jahr im Alter von 32 Jahren. Bruder und Ehemann, zwei Helden, die Vitalie geliebt hat und die sie verlassen haben, um ihr eigenes Leben zu leben.

Alain de Mijolla und Bruno Clavier sind beide der Ansicht, dass die Ruhelosigkeit nicht zum eigentlichen Leben von Arthur Rimbaud gehörte. Ihnen fielen die Übereinstimmungen mit dem Leben des Vaters und/oder des Onkels auf, und sie hinterfragen die jeweiligen Lebensläufe seines Vaters, seines Großvaters und seines Urgroßvaters, um Arthurs Lebensgeschichte zu erklären.

Wenn man das Verschwinden eines geliebten Menschen als sehr schmerzhaft erlebt, sich aber auch deswegen schämt und Groll empfindet gegenüber demjenigen, der einem das angetan hat, so besteht eine Möglichkeit damit umzugehen darin, dass man sich selbst zur inneren Ruhe zwingt und auch anderen Schweigen über diese Angelegenheit auferlegt. So hat sich wohl Vitalie Rimbaud verhalten, nachdem Frédéric Rimbaud sie verlassen hatte, und dasselbe gilt für Arthur. Wenn ein Elternteil die Familie verlässt, ist ein Kind sehr komplexen Gefühlen ausgesetzt. Und der Elternteil, der bleibt, ist häufig nicht in der Lage, dem Kind wirklich zuzuhören und ihm zu helfen. Und der Schmerz darüber, dass man im Stich gelassen wurde, ist besonders unerträglich, wenn man nicht trauern kann, da der Verschwundene noch lebt.

Wenn eine Familie leidet, versucht sie, das verlorene Gleichgewicht wiederherzustellen. Ein Kind versucht in solchen Fällen manchmal, den Schmerz zu lindern, indem es den Verschwundenen ersetzt. Es ist dann möglich, dass das »Ich« das Leben eines anderen lebt, um diesen anderen wieder zum Leben zu erwecken. Wollte Arthur Rimbaud vielleicht die Leere ausfüllen, die der Vater und sein Onkel hinterlassen hatten, indem er als Abenteurer lebte wie die beiden? Wollte er so den Schmerz seiner Mutter auslöschen? Denn sein rastloses Leben, wie das seines Vaters und seines Bruders, führte ihn immer wieder zu seiner Mutter zurück, als wollte er den tiefen Kummer heilen, den das Verlassenwerden in ihr ausgelöst hatte.

In Familien finden auch schwere Gewalttaten statt wie Mord: Jeden dritten Tag wird eine Frau von ihrem Ehemann, ihrem Ex-Ehemann oder ihrem Liebhaber ermordet. Heute spricht man nicht mehr von einem »Verbrechen aus Leidenschaft« (der arme Kerl hat sie so geliebt, dass er sie lieber umbrachte, so unglücklich war er darüber, dass sie ihn verlassen hat!), sondern von *Femizid*, um zum Ausdruck zu bringen, dass die Tat zwar innerhalb der Familie ausgeübt wurde, es aber auch um das Machtverhältnis zwischen Männern und Frauen geht. Kinder sind ebenfalls betroffen – jeden fünften Tag stirbt ein Kind, weil es von einem Elternteil oder einem Angehörigen misshandelt wurde. Jeden 15. Tag wird ein Mann von seiner (Ex-)Partnerin getötet, wobei polizeiliche Untersuchungen ergaben, dass die betreffende Frau in den meisten Fällen seit Jahren Gewalt erleiden musste.[53]

Bei meiner Freundin Mireille gibt es – wie bei Arthur Rimbaud – Parallelen zum Leben eines anderen, allerdings interpretiert sie dies auf ihre Weise und hütet sich davor, dieses Leben nachzuahmen. Sie hat sich immer darüber gewundert, dass niemand über das Leben ihres Großvaters mütterlicherseits sprach. Sie hatte das Gefühl, dass ihre Eltern ihr etwas verheimlichten, konnte aber nicht herausfinden, worum es sich dabei handelte.

***Fils d'assassin* – Sohn eines Mörders**

Als Jugendliche hörte Mireille dieses erschütternde Chanson von Leny Escudero in Dauerschleife, was ihre Eltern rasend machte. Als sie mit ihnen eines Tages während eines Spaziergangs an der *Conciergerie*[54] vorbeikam, meinte sie, dass ihr dieses Gebäude sehr gefalle. Daraufhin reagierte ihre Mutter ausgesprochen heftig, was sie damals nicht verstand. Mireille erzählte mir auch, dass ihr Vater ungeheuer wütend auf sie war. »Einmal sprach er mit meiner Mutter über mich und sagte: ›Wenn Blicke töten könnten, hätte sie mich umgebracht. Ich weiß schon, an wen sie mich erinnert.‹ Und meine Mutter hat ihn angeschrien: ›Halt den Mund!‹« Mireille hatte sehr gut verstanden, dass es da ein Problem gab, aber ihre Eltern weigerten sich, auch nur zu erwähnen, dass es diesen Großvater überhaupt gegeben hatte. Erst im Alter von 50 Jahren erfuhr sie von ihrer Mutter, dass er seine Geliebte getötet hatte. Zuvor wollte er bereits seine Frau vergiften … und hatte versucht, deren Tochter aus erster Ehe »zu verführen«.

---

53 Die Zahlen beziehen sich auf das Jahr 2018 in Frankreich.
54 Die *Conciergerie* in Paris, eines der ersten Gefängnisse in Frankreich, wurde später zum *Palais de Justice*.

Mit 47 Jahren entkam er knapp dem Tod durch die Guillotine, wurde zu Zwangsarbeit verurteilt und saß als Gefangener in der *Conciergerie*, ehe er in die Strafkolonie von Cayenne gebracht wurde. Jegliche Rückkehr in die Hauptstadt war ihm untersagt. Er lebte abgeschnitten von der Welt, sein Name wurde gegen eine Nummer ausgetauscht, er trug eine Uniform. 20 Jahre später, 1951, wurde er von der Heilsarmee nach Frankreich zurückgeführt, fünf Jahre nach Schließung der Strafkolonie. So weit konnte Mireille nach jahrelanger Recherche die Geschichte zurückverfolgen. Sie stellt fest, dass die bedeutenden Abschnitte ihres Lebens mit denen des Großvaters übereinstimmten.

Nach zahlreichen Jahren der »Galeerenarbeit« (so hat sie sich tatsächlich ausgedrückt!) kehrte Mireille 1966 im Alter von 28 Jahren der Welt den Rücken und legte ihr Gelübde als Ordensschwester ab. Sie änderte also ihren Namen und trug fortan die Ordenstracht. 19 Jahre später, im Alter von 47, ließ sie sich von ihrem Gelübde entbinden und arbeitete in Lyon in einer Einrichtung für Frauen, die geschlagen wurden. Sie ließ sich in Villeurbanne einen neuen Personalausweis ausstellen – ebenso wie ihr Großvater, wie sie später erfuhr. Außerdem stellte sich heraus, dass ihr Großvater, nachdem er eine Zeit lang bei einer Gastfamilie im Département Rhône untergebracht war, bis an sein Lebensende in dieser Gegend geblieben war, wo auch Mireille lebt. Mireilles Mutter hatte ihre letzten Jahre in einer Einrichtung verbracht, deren Leiterin vorher die Einrichtung geführt hatte, in der dieser Großvater gestorben war.

Großvater (Galeerensträfling)			**Mireille (»Galeerenarbeit«)**		
47 J.	Mordtat				
48 J.	Strafkolonie	Verlust des Namens, stattdessen Sträflingsnummer. Trägt eine Uniform. Leben »außerhalb der Gesellschaft«.	28 J.	Kloster	Verlust des Namens, stattdessen Namen einer Ordensschwester. Trägt eine Uniform. Leben »außerhalb der Gesellschaft«.
67 J.		Repatriiert durch die Heilsarmee. Lebt im Département Rhône. Neuer Personalausweis im Rathaus von Villeurbanne.	48 J.		Verlässt das Kloster. Lebt im Département Rhône. Neuer Personalausweis im Rathaus von Villeurbanne.

Tab. 1: Mireille und ihr Großvater

Obwohl Mireille ausdrücklich notiert »Großvater ins Exil gezwungen, mein Rückzug von der Familie auf eigenen Entschluss; Großvater von der Familie ausgeschlossen, ich habe ihn wieder aufgenommen«, und obwohl sie die Entscheidungen in ihrem Leben selbst getroffen hat, lassen die Parallelen zwischen Mireilles Leben und dem ihres Großvaters ein bestimmtes Muster erkennen. Mireille fallen sogar Übereinstimmungen des Schreibstils auf: »Großvater und ich haben dieselbe Art von Gedichten verfasst.« Und Alain de Mijolla bemerkt in Bezug auf Rimbaud, dass er seine letzten Berichte im selben Stil verfasst habe wie sein Vater.

Sowohl Vitalie Rimbaud als auch Mireilles Mutter hatten einen tiefen Kummer zu bewältigen: Die eine, weil ihr Mann sie verlassen hatte, die andere, weil sie ohne Vater aufwachsen musste. Bei beiden löste die jeweilige Erfahrung sehr ambivalente Gefühle aus, eine Mischung aus Liebe, Enttäuschung und vielleicht auch Hass. Die quälenden Gedanken dieser Mütter, die zweifellos wussten, was mit den Abwesenden geschehen war, aber nicht darüber sprachen, haben offensichtlich das Leben zumindest eines ihrer Kinder geprägt.

Die einzelnen Abschnitte im Leben von Arthur Rimbaud spiegeln zeitversetzt die Lebensetappen seines Vaters wider. Mireilles Leben wiederum zeigt beeindruckende Parallelen zum Leben ihres Großvaters. Wie Rimbaud führt Mireille wesentliche Handlungen in ihrem Leben im selben Alter aus wie ihr Großvater, und zwar auf eine Art und Weise, die gleichzeitig ähnlich und doch vollkommen anders ist.

»Dasselbe Alter« löst manchmal in der nächsten oder einer der darauffolgenden Generationen die Wiederholung eines Ereignisses aus, obwohl – objektiv betrachtet – zu diesem Zeitpunkt im Leben der einen oder der anderen gar nichts Besonderes passiert, was besser oder schlechter wäre. Dennoch agiert das Alter als auslösendes Element. Diese Wiederholung von Ereignissen (die ähnlich sind, aber nicht unbedingt gleich sein müssen) in einem bestimmten Lebensalter bezeichnete die US-amerikanische Psychiaterin Josephine Hilgard als »Jahrestag-Syndrom«.

Das Jahrestag-Syndrom

»Genau in dem Alter hat sein eigener Vater sich scheiden lassen, und sein Sohn ist genauso alt wie er damals«, erzählt mir eine Freundin, die traurig darüber ist, dass ihr Neffe sich scheiden lässt.

1953 veröffentlichte Josephine Hilgard ihre Studie über die ersten Aufnahmen von Erwachsenen in der Psychiatrie, die belegt, dass rein statistisch eine hohe Wahrscheinlichkeit besteht, dass Menschen in eine Klinik eingewiesen werden, wenn eines der Kinder dasselbe Alter erreicht, das der Betroffene selbst beim Tod eines Elternteils hatte. Offenbar reaktiviert das Alter des Kindes bei dem jeweiligen Elternteil die Erinnerung an das Trauma, das dieser im selben Alter durchlebt hat.

Sie konnte beweisen, dass eine statistische Korrelation zwischen den beiden Ereignissen besteht, und damit die bis dahin gängige Vorstellung widerlegen, es handele sich dabei um eine »Koinzidenz« – also ein rein zufälliges Zusammentreffen von Ereignissen ohne Zusammenhang von Ursache und Wirkung. Das Jahrestag-Syndrom kann ein Fingerzeig sein, der die Chance bietet, seinem Leben eine radikale und glückliche Wendung zu geben. Aber häufig wird dies nicht bemerkt: Manchmal führt es zu einer psychischen Störung, manchmal zu einem Unfall oder sogar zu einem Suizid, wie in der tragischen Geschichte von Maurice.

Im Hafen »verschwunden«

Nadège ist Anfang 40 und alleinerziehende Mutter von zwei schwierigen Söhnen, die gelegentlich bei ihrem Vater sind. Wir arbeiten bereits eine ganze Weile zusammen, als sie eines Tages vollkommen aufgelöst und außer sich vor Wut zu unserer Sitzung erscheint. In einem solchen Zustand hatte ich sie noch nie erlebt. Auf meine Frage, was passiert sei, purzeln die Worte unter der emotionalen Anspannung nur so aus ihr heraus:

»Aber warum? Wie konnte er ihr das antun? Seiner Tochter! Sie ist doch erst drei! Und jetzt ein Waisenkind. Genau wie er. Das konnte er ihr doch nicht antun, das ist allein ihre Schuld. Sie hat ihn zum Äußersten getrieben, hat ihm auch noch eine Szene gemacht!« Ich bitte sie, sich zu setzen und mir zu erklären, was geschehen ist. Nach einem Streit mit seiner Frau hatte Maurice, der jüngere Bruder ihres geschiedenen Mannes, gerade Selbstmord begangen. Er war 30 Jahre alt.

Ich frage nach: »Waisenkind wie er?« Und sie erzählt, dass ihr geschiedener Ehemann und seine beiden Brüder hart arbeiten mussten, als Fischer oder auf Baustellen. Sie tranken extrem viel Alkohol, machten ihren Frauen das Leben nicht gerade leicht, und ihre Kindheit war geprägt von einem tragischen Ereignis: Ihr Vater war bei einem Unfall gestorben. Er arbeitete in der Hafenanlage als Lastwagenfahrer. Kurz vor Weihnachten kam es zu einem Sturm, es wurde früh dunkel, der Lastwagen geriet über der nicht ausreichend gesicherten Ladung ins Rutschen und versank im Wasser.

Die beiden älteren Brüder, 8 und 9 Jahre alt, kamen über die Weihnachtsferien aus dem Internat nach Hause. Der Vater war nicht da. Die Mutter sagte ihnen nichts. Sie stellten keine Fragen, es wurde einfach geschwiegen. Was soll man auch über einen Menschen sagen, der »verschwunden« ist? Man mag sich diesen Weihnachtsabend kaum vorstellen. Die beiden Älteren erfuhren später von ihren Freunden, dass ihr Vater tot war. Maurice, der Jüngste, war mit seinen 3 Jahren »zu klein, um das zu verstehen«, also sagte man ihm nichts. Auch später nicht. Als Erwachsener geht es ihm nicht gut, er weiß selbst nicht, was mit ihm los ist, kann sich nicht ausdrücken. Seine Angstzustände »therapiert« er mit Alkohol.

Kurz vor Weihnachten – seine Tochter war inzwischen 3 Jahre alt, so wie er, als sein Vater starb, und er ist genauso alt wie sein Vater damals –, nachdem der Alkohol Kummer und Verzweiflung bis zum Äußersten gesteigert und jegliche Hemmschwelle aufgehoben hatte, genau zu diesem Zeitpunkt eines familiären Feiertags also, an dem laut Émile Durkheim, dem französischen Soziologen, das Gefühl der Einsamkeit besonders quälend empfunden wird,[55] hatte Maurice sich nun erhängt. Ich hätte am liebsten notiert: »*Es* hat ihn gehenkt.«

Nadège wütet weiter gegen diese Frau, mit der er sich »wie immer« am Abend vor Weihnachten gestritten hatte, und ich versuche ihr klarzumachen, dass ein Konflikt zwischen Ehepartnern nicht zum Suizid führt, es sei denn, es liegen besondere Umstände vor, wie in diesem Fall, nämlich die nicht verarbeitete Trauer, das Verschweigen und das Jahrestag-Syndrom. Hätte die Mutter nicht derart unter Schock gestanden, dass sie nie über den Tod ihres Ehemannes reden konnte, hätten die Erschütterung über den Todesfall und der Schmerz (oder vielleicht sogar die Erleichterung, wer weiß, oder Schuldgefühle) von jedem Beteiligten »zur Sprache gebracht« werden können, hätten Mutter und Kinder ein offenes Ohr gefunden, hätten sie einander verstanden und vielleicht gemeinsam geweint, es wäre vermutlich nicht zu diesem neuen Unglück gekommen. All dies erkläre ich Nadège vergeblich, denn sie bleibt bei ihrer festen Überzeugung, dass die

55 In *Le suicide: Étude de sociologie*, einer der ersten sozialwissenschaftlichen Studien zu diesem Thema, stellt Émile Durkheim fest, dass gerade an familiären Feiertagen gehäuft Selbstmorde und andere Unglücksfälle auftreten, da die gefährdeten Menschen sich zu diesen Zeiten ganz besonders einsam fühlen (Durkheim 2013).

Ehefrau den Tod des jungen Mannes zu verantworten hat. Oftmals fällt es leichter, jemandem die Schuld zuzuweisen, als eine Situation genau zu analysieren – vor allem, wenn man aus dem einen oder anderen Grund dieser Person sowieso schon irgendetwas übelnimmt.

Der gewaltige Schock, den der Tod seines Vaters und der Schmerz seiner Mutter für Maurice darstellte, sowie der seelische Druck, nicht trauern, noch nicht einmal darüber sprechen zu können, und schließlich das Geheimnis selbst – all dies zusammen kann einen Menschen in den Selbstmord treiben.

Doch warum ausgerechnet er? Zum Teil – aber nur zum Teil –, weil er zum Zeitpunkt des Unfalls noch zu klein war. Er spürte, dass ein Unglück geschehen war, konnte dies aber nicht in Worte fassen: Er hatte keine, und weder seine Mutter noch seine Brüder oder sein Umfeld konnten sie ihm geben. Die Mutter war traumatisiert und trauerte; sie konnte dem kleinen Maurice weder die Aufmerksamkeit noch die liebvolle Zuwendung zeigen, die er so dringend benötigte. Der kleine Maurice war hilflos einer tödlichen Leere ausgesetzt. Hätte er über seinen Kummer und seinen Schmerz sprechen können, sich geliebt und verstanden gewusst, hätte ihn dies vermutlich vor dem Selbstmord bewahrt.

Familien von Seeleuten und Fischern kennen diese Dramen, die sich abspielen, wenn Angehörige im Meer umkommen. Wenn die familiäre Zelle den Schmerz teilt, wenn Kinder und Mutter von der Familie umgeben sind, wenn die anderen Seeleute und Fischer sich zuerst zu einer Zeremonie zusammenfinden und dann ihre freundschaftliche und materielle Unterstützung anbieten, um der Mutter in ihrem Alltag beizustehen, dann kann man die Trauer bewältigen. Das Trauma verwandelt sich dann nicht in Gewalt gegenüber anderen oder gegenüber sich selbst.

Das Drama von Maurice jedoch hat sich in einer Familie abgespielt, die nicht mit der Außenwelt kommunizierte und deren Mitglieder nicht miteinander sprachen. Die Intensität der Einsamkeit jedes Einzelnen führte dazu, dass das Jahrestag-Syndrom derart radikal zum Ausdruck kommen konnte.

Das ist nicht immer so. Liliane wird uns ein Beispiel vor Augen führen, wie das Jahrestag-Syndrom mehrere Generationen sehr effizient aneinanderbindet.

Liliane und die Verwirrung der Gefühle

Liliane sucht mich auf, um zu verstehen, warum sie solche Schwierigkeiten mit »ihren« Männern hat: Der Vater ihrer Kinder und auch ihr aktueller Partner hatten sie vergewaltigt. Sie versteht nicht, wodurch diese Verhaltensweisen ihr gegenüber ausgelöst wurden, und hat das Gefühl, die Ursache müsse außerhalb ihrer selbst liegen.

Sie ist 1970 geboren, aber ihre Geschichte beginnt im Jahr 1940, wie sie mir gleich vorweg erzählt: Die Deutschen fallen in die Vogesen ein, vertreiben die Zivilbevölkerung, zerstören die Dörfer. Claudia, ihre Urgroßmutter mütterlicherseits, stirbt vor ihrem brennenden Haus, und die Überlebenden ergreifen die Flucht. Die 30-jährige Flore, Claudias Tochter, flieht mit ihrer eigenen Tochter, der kleinen 6 Monate alten Jeanne, und landet schließlich auf der Halbinsel Cotentin. Jeanne ist Lilianes Mutter.

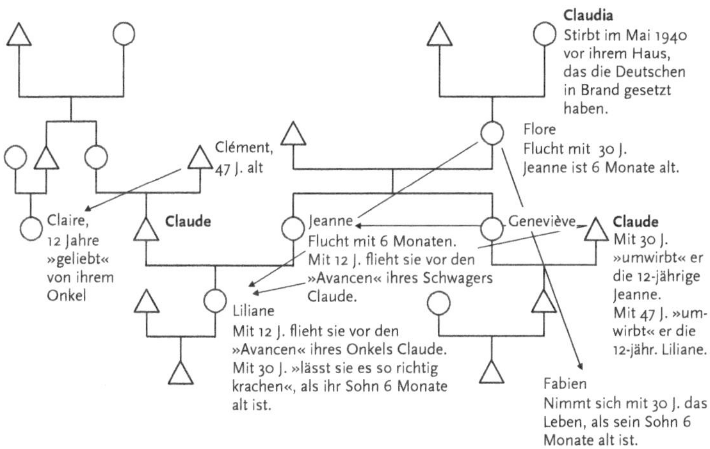

Abb. 7: Liliane und die Verwirrung der Gefühle

Mit 30 Jahren erkrankt Jeanne an Multipler Sklerose, ihr drittes Kind ist zu diesem Zeitpunkt 6 Monate alt. (»Ich muss so tun als sei ich tot«, schrieb Salomon Sellam (1997) mit Bezug auf diese Krankheit, die zu sehr schweren Behinderungen führen kann.) Nachdem alle Kinder das Haus verlassen hatten, war sie geheilt, erzählt Liliane.

Liliane selbst lässt es in diesem Alter, also mit 30 Jahren, und als auch ihr Sohn 6 Monate alt war, »ordentlich krachen« – und wie! Sie nimmt sich einen Liebhaber, lässt sich alle vier Weisheitszähne auf einmal ziehen und hört auf zu rauchen. Sie weist mich darauf hin, dass ihr Cousin Fabien sich im Alter von 30 Jahren das Leben genommen hatte und dass sein Sohn zu diesem Zeitpunkt 6 Monate alt war.

All dies ist allerdings keine Erklärung dafür, dass sie sich für ihre Liebesbeziehungen paradoxerweise immer wieder gewalttätige Männer aussucht, die ihr eigentlich Angst einflößen. Vor allem, da ihre Eltern ein sehr gutes Verhältnis hatten und ihre Beziehung zu ihrem Vater immer sehr eng war. Warum also? Häufig muss man vor dem Hintergrund der Familiengeschichte auf die individuelle Geschichte schauen, um die Zusammenhänge zu verstehen.

Lilianes Eltern sind Hilfsarbeiter und leben in einem kleinen Haus auf dem Land. Eingang, Küche und das sogenannte Wohnzimmer bilden einen einzigen Raum, der gleichzeitig als Lilianes Schlafzimmer diente, Eltern und Brüder hatten ihre eigenen Zimmer. Die Nachbarn hatten 17 – ja, 17! – Kinder, von denen die Älteren, die alkoholabhängig und gewalttätig waren, regelmäßig bei Liliane hereinplatzten, manchmal mit dem Gewehr in der Hand. Wenn sie alleine war, versteckte sie sich in einem Schrank.

Liliane wird bewusst, dass ihre Eltern sie zu Hause und auch dann – allerdings auf andere Weise – einer Gefahr aussetzten, wenn sie sie bei den Eltern von Fabien ließen. Ihre Tante Geneviève, Fabiens Mutter, ist 10 Jahre älter als ihre Schwester Jeanne, Lilianes Mutter. Liliane mochte ihren Onkel Claude nicht. Der Ehemann ihrer Tante war ein brutaler Mensch, der sie »mit seinen Blicken auszog«, wie sie sich ausdrückt, und ihr Angst machte. Während sie das erzählt, fällt ihr auf, dass sie damals 12 Jahre alt war und dieser Mann 48. Sie sagt auch, dass ihre Tante immer aufgepasst hätte, dass sie nie mit ihm allein blieb. Plötzlich wird ihr etwas klar, das sie bis dahin nie bemerkt hatte: »Mein Mann ähnelt ihm! Er ist praktisch sein Doppelgänger!!!« (Ich habe häufig gehört, dass Ehemänner oder Liebhaber eine große Ähnlichkeit mit einem verstorbenen oder sehr geliebten Bruder aufwiesen. Und dies in einem solchen Ausmaß, dass die Mütter, wenn sie diese Männer auf Fotos sahen, erstaunt waren, weil sie sich nicht erinnern konnten, in welcher Situation oder an welchem Ort diese Aufnahme gemacht worden war, bis sie erfuhren, dass es sich dabei nicht um ihren Sohn, sondern den Bruder ihrer Schwiegertochter handelte.)

Aber warum wählte Liliane einen Ehemann, der genauso aussah wie ein Mann, der ihr Angst eingejagt hatte? Geht es hier um Loyalität? Oder eine Wiederholung? Ihr fällt ihr Großvater Clément ein, der

Vater ihres Vaters, der in der Familie für seine »Liebesgeschichte« mit Claire bekannt ist. Aha? Wer ist Claire? Claire ist eine angeheiratete Nichte – die Tochter des Bruders seiner Frau ... und Claire ist 12 Jahre alt zum Zeitpunkt dieser »schönen Liebesgeschichte«, Clément 47!

Claire wurde von ihrem Onkel geliebt, als sie 12 Jahre alt war? Genau! Und Liliane erzählt mir, dass sich ihre Mutter im Alter von 12 Jahren gegen ihren Schwager Claude zur Wehr setzen musste, und dass ihr Vater Claude heißt, wie dieser Onkel ... (die Urgroßmutter hieß Claudia). Liliane war 12, als auch sie sich gegen diesen Onkel Claude wehren musste. Und schließlich heiratet sie einen Mann, der ihm ähnelt. Schöne »Liebesgeschichten« ...

Als sie 12 Jahre alt war und ihr Onkel 48, befand sich Liliane in der gleichen Situation wie ihre Tante Claire, die mit 12 so sehr von einem 47-Jährigen geliebt wurde. Ihre Mutter heiratete einen Mann, der denselben Vornamen trägt wie der Ehemann ihrer Schwester. Wir haben es mit einer inzestuösen Familie zu tun: Verwirrung der Generationen, der Rollen, der Vornamen, Verwirrung der Begierden und Gefühle – und blinde Eltern, die ihre Kinder Situationen aussetzen, in denen sie eine leichte Beute darstellen.

Für Liliane gehört der Augenblick der Erkenntnis »Mein Mann ähnelt ihm!« zu den Schlüsselmomenten, in denen vergessene Ereignisse und Verbindungen zwischen Ereignissen plötzlich aktuelle Bedeutung erlangen, blitzartig etwas erleuchten, wie ein geistiges Feuerwerk, das in diesem Fall die Verwirrung aufdeckt von Liebe und Begehren, in die (mindestens) drei Generationen von Frauen verstrickt waren. Diese Schlüsselmomente zeigen, wie all die miteinander verwobenen Elemente dazu führten, dass Liliane Männern begegnete, die gefährlich für sie waren. Indem ihr dies bewusst wird, hat sie die Möglichkeit, sich davon zu befreien.

Die ambivalente Haltung ihrer Mutter, die man häufig bei Frauen findet, die Opfer sexueller Gewalt sind, hat Liliane zwar in Gefahr gebracht, doch die liebevolle Zuwendung und die Unterstützung ihres Vaters und ihrer Tante haben zweifellos dazu beigetragen, sie zu beschützen und ihr zu ermöglichen, trotz des chaotischen Umfeldes einigermaßen ihren Weg zu gehen.

Das Familienleben war von Gewalt geprägt. Das Jahrestag-Syndrom kommt bei Liliane in eher milder Form zum Ausdruck, bei ihrem Cousin auf dramatische Weise. Ihre Eltern sind zwar liebevoll, schaffen es aber nicht, sie vor der sie umgebenden Gewalt – durch die Nachbarn, den Onkel Claude – zu beschützen, die sie offenbar gar nicht wahrnehmen. Die Gefahr des Inzests lauert, unter dem Deckmantel der Legende einer »schönen Liebesgeschichte«, die sich nach Claire für Jeanne und Liliane zu wiederholen drohte, als beide jeweils 12 Jahre alt waren.

Doch warum liebte Liliane Männer, die sich als gewalttätig herausstellten und ihr Angst einflößten? Eben genau deswegen – das ist typisch für eine Neurose: Der Betroffene begibt sich in Situationen, die vergessene oder verdrängte Emotionen wieder zum Vorschein bringen. Diese Wiederholung wurde durch ihren ersten Ehemann ausgelöst, weil ihr zwar die Ähnlichkeit nicht bewusst, sein Gesicht aber schon vertraut war.

Dieses Beispiel zeigt, wie komplex die Verwicklungen einer Familiengeschichte und ihre Auswirkungen auf ein Leben sein können. Es zeigt aber auch, dass wir uns davon befreien können, wenn wir uns unbewusste familiäre Verknüpfungen, die uns geprägt haben, bewusst machen – vorausgesetzt, wir werden dabei unterstützt. Liliane ist ihrem Onkel entkommen, weil ihre Tante so gut auf sie aufgepasst hat. Aber der Selbstmord des Cousins könnte ein Hinweis darauf sein, dass er seinem gewalttätigen Vater schutzlos ausgeliefert war.

Die Familie wahrt ihr Gesicht, indem sie anderen und sich selbst die Legende einer schönen Liebesgeschichte präsentiert, hinter der sich das inzestuöse Verlangen eines Onkels verbirgt. Eine Verschleierungstaktik ... wie beim Ödipuskomplex.

Sexuelle Gewalt

Freud, Ödipus und die Blendung des Sohnes

Die großen Tragödiendichter der Klassischen Antike haben uns den Mythos des Ödipus überliefert, und Freud hat ihn interpretiert. Wir werden sehen, wie einige gemeinsame Punkte zwischen Freuds eigener Familie und der des Ödipus Freud blenden konnten.

Nachdem er das Rätsel der Sphinx gelöst hatte, die die Stadt Theben belagerte, heiratet Ödipus die Königin Iokaste, Witwe des Laios, König von Theben, der durch einen Fremden getötet worden war. Die Heimsuchungen, deren Opfer die Stadt daraufhin wird, veranlassen Ödipus dazu, nach den Ursachen zu suchen. Dabei findet er heraus, dass sie damit zusammenhängen, dass er der Mörder des Königs ist, dass der König sein Vater war und dass er somit seine Mutter geheiratet hat.[56] Er hatte also genau den Fluch in die Tat umgesetzt, dem er zu entkommen hoffte, indem er Polybos und Merope verließ, den König und die Königin von Korinth, seine (Adoptiv-)Eltern. Aus Verzweiflung über sein entsetzliches Schicksal blendet Ödipus sich selbst und irrt durch Griechenland, gestützt durch seine Tochter und Halbschwester Antigone.

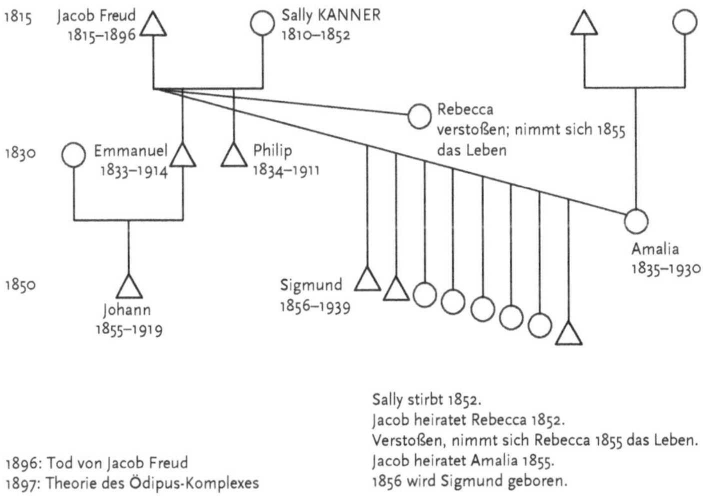

Abb. 8: Die drei Ehen des Jacob Freud

Der Fluch, der auf ihm lastet – »Du wirst deinen Vater töten und deine Mutter heiraten« –, hängt mit einem Verbrechen zusammen, das sein Vater Laios begangen hatte: Als Sohn des Königs von Theben war Laios aus Angst vor dem Regenten, der die Macht ergriffen hatte, aus der Stadt geflohen. Er fand Zuflucht bei Pelops, dem König von Pisa in Elis. Er verliebte sich in dessen Sohn Chrysippos, entführte und vergewaltigte ihn. Chrysippos nahm sich daraufhin das Leben. Um dem Fluch zu entkommen, den Pelops über ihn verhängte – sollte er jemals einen Sohn bekommen, würde dieser ihn töten –, setzte Laios seinen Sohn aus, nachdem er Vater geworden war, und ging davon aus, dass dieser sterben würde. Aber Ödipus überlebt. Er kennt seine wahre Identität nicht, weiß also nicht, von wem er abstammt – bis der Fluch sich erfüllt.

56 Vatermord und Inzest galten schon damals als schreckliche Verbrechen.

Freud ließ sich von diesem Mythos inspirieren und erfand den »Ödipuskomplex«: Das Kind »verliebe« sich in den andersgeschlechtlichen Elternteil und erlebe den gleichgeschlechtlichen als Rivalen. Dieses Phänomen lässt sich in der Tat häufig beobachten. Da das Verlangen stark, aber unmöglich umzusetzen sei, werde es in den Bereich der Fantasie verlagert, und das Kind stelle sich vor, es habe Annäherungsversuche gegeben oder sogar Vergewaltigungen vonseiten eines Erwachsenen der Familie.

Diese Theorie, die Freud ab 1897 entwickelte, steht jedoch in radikalem Widerspruch zu dem, was er zuvor in seiner »Verführungstheorie« geschrieben hatte, also in seinen *Neurotica*. Darin vertrat er die Auffassung, dass die Erinnerung an reale Szenen des Berührtwerdens und der Vergewaltigung die Ursache der Hysterie sei, die er bei seinen Patienten und vor allem seinen Patientinnen beobachtet habe, auch in seiner eigenen Familie. »Leider ist mein eigener Vater einer von den Perversen gewesen und hat die Hysterie meines Bruders [...] und einiger jüngerer Schwestern verschuldet«, schrieb er am 11. Februar 1897 an Wilhelm Fließ (Freud 1999, S. 245).[57]

Dieser theoretischen Kehrtwende liegt allerdings keine neue Entdeckung zugrunde. Dagegen gab es 1896 einige wichtige Ereignisse in Freuds persönlichem Leben: Zunächst einmal kam es zum Bruch seiner langjährigen Freundschaft mit Joseph Breuer, der Freud beruflich und finanziell sehr unterstützt hatte, dann aber offenbar die Rückzahlung nicht annehmen wollte. Auf diese Weise entstand eine Abhängigkeit, die für Freud bestimmt unerträglich war. Gleichzeitig entwickelte sich seine Freundschaft mit Fließ sehr positiv, der jedoch die Vorstellung ablehnte, sexuelle Gewalt könne psychische Auswirkungen auf die Opfer haben. Und schließlich der Tod seines Vaters Jacob Freud am 23. Oktober 1896, ein Vater, dem man zweifellos auch noch weiteres Fehlverhalten vorwerfen konnte.

Sigmund Freud ist das erste Kind aus der dritten Ehe seines Vaters. Nachdem seine Frau Sally gestorben war, mit der er zwei Kinder hatte, heiratete Jacob Freud Rebecca – die er später verstieß, weil sie ihm keine Kinder gebar – und schließlich Amalia, Sigmund Freuds Mutter. Rebecca, zuerst verführt und dann im Stich gelassen wie Chrysippos, beging wie dieser Selbstmord. Amalia, Jacob Freuds dritte Ehefrau und Sigmunds Mutter, war 20 Jahre jünger als ihr Mann. Sie war sogar

57 Der gesamte Brief ist auf den 08.02.1897 datiert. Freud hat ihn mit Unterbrechungen geschrieben, die erwähnte Textstelle am 11.02.1897 (Anm. d. Übers.).

jünger als Emmanuel, dessen erster Sohn, und hätte also eine Tochter aus Jacobs erster Ehe sein können.

Jacob hat durch sein Verhalten den Tod einer Frau verursacht, die er zurückgewiesen hat, so wie Laios den Tod eines jungen Mannes zu verantworten hat. Er heiratete eine Frau, die seine Tochter sein könnte, so wie Iokaste Ödipus geheiratet hat. Und wie wir gesehen haben, zählte Freud seinen Vater zu den sexuell perversen Menschen.

Dennoch schreibt Freud am 21. September 1897 an Fließ:

> »Ich glaube an meine *Neurotica* nicht mehr. […] dass in sämtlichen Fällen der Vater als pervers beschuldigt werden musste […] während doch solche Verbreitung der Perversion gegen Kinder wenig wahrscheinlich ist […] und dass es im Unbewussten ein Realitätszeichen nicht gibt« (Freud 1950, S. 229f.).

Eine ungewöhnliche wissenschaftliche Begründung, sich auf »ein Realitätszeichen im Unbewussten« zu stützen … Und muss man, um das Fehlverhalten seines Vaters zu vertuschen, das Fehlverhalten anderer Väter verbergen? Denn das Verbrechen von Ödipus wird aus der Sicht Freuds dadurch abgemildert, dass es seinen Ursprung im Fehlverhalten von Laios hat, wie Marie Balmary (1979) bemerkt.

Freud, selbst Vater von sechs Kindern, behauptet mit dem Ödipuskomplex, dass die Väter keineswegs schuldig seien: Vielmehr seien die Kinder schuld, vor allem die Mädchen, die sich Träumereien hingäben und Geschichten erfänden. Diese Weigerung, die Realität anzuerkennen, an der Generationen von Psychoanalytikern nach Freud festhielten und damit eine sexistische Ideologie zementierten, die vergewaltigte Frauen als »hysterisch«[58] abstempelte, hat dazu geführt, dass Tausenden Opfern von Inzest und Vergewaltigungen Gerechtigkeit verweigert wurde, unabhängig davon, ob sie in psychoanalytischer Behandlung waren oder nicht.

Der Inzest, selbst wenn er nicht vollständig vollzogen wird, ist ein doppelter Gewaltakt, da er der körperlichen Verletzung die psychische hinzufügt: Das Kind wird in seiner Hilflosigkeit überwältigt, sein Körper geschändet, seine Gefühle verletzt. Es gerät vollkommen aus dem Gleichgewicht und ist wie gelähmt durch den Schock, die unerträgliche körperliche Erfahrung und die Gewissheit, dass niemand ihm

---

58 Der Begriff »hysterisch« ist abgeleitet von Griechisch *ustera* = Gebärmutter, daher der medizinische Fachausdruck *Uterus*.

zu Hilfe kommen kann. Alle, die diese Erfahrungen gemacht haben, berichten übereinstimmend: Man »bricht auseinander«, trennt sich innerlich von seinem Körper, wird zu einem willenlosen Gegenstand der Person, die einen als Sexualobjekt missbraucht. Wenn die Familie das Leid des Kindes ignoriert, wenn es niemanden findet, dem es sich anvertrauen kann, entwickelt es eine tiefe Depression, die manchmal auch noch Jahre später zum Suizid führen kann.

Viele erwachsene Frauen haben von dem Schmerz berichtet, den sie als Opfer eines Inzests durchlebt haben, und davon, wie schwierig es war, sich innerlich wieder aufzubauen und wieder Lebensfreude empfinden zu können. Ihre Familie blieb jeweils anonym, und man könnte meinen, dieses Problem beträfe nur bestimmte soziale Milieus. Sie mussten die Einsamkeit ertragen und oft damit leben, dass sie von ihrer Familie verstoßen wurden. Die Wahrscheinlichkeit, dass ihnen Gerechtigkeit verweigert wird, ist umso größer, je ausgeprägter die Machtposition des Täters innerhalb der Familie und der Gesellschaft ist. Wie könnte man wagen, den Schuldigen zu »denunzieren«, wenn es sich dabei um eine einflussreiche Person handelt? Dies erfordert zweifellos sehr viel Mut, und der Kummer muss sehr groß sein, wie bei Camille Kouchner, die selbst indirekt betroffen ist. Das eigentliche Opfer des Inzests war einer ihrer Brüder (Kouchner 2021).

»Sie war einverstanden«

Januar 2020, bei Freunden in der Bretagne, vor einer *Galette des Rois*. Die Sprache kam zufällig auf das Thema »Familiengeheimnis«, und ich erwähnte das familiäre Verbot, das verhindert, dass sich die Familienangehörigen gegenseitig darüber austauschen. »Genauso war das«, sagt eine Frau aus unserer Runde. Sie kam gerade von der Beerdigung einer Nichte, die sich mit 20 Jahren das Leben genommen hatte. »Als wir nach dem Gottesdienst miteinander sprachen, stellte sich heraus, dass alle von der Beziehung mit ihrem Onkel wussten oder zumindest etwas in der Richtung vermuteten. Er sah sehr gut aus, das muss man schon sagen!«, schwärmte sie und verdrehte bewundernd die Augen. »Er war einfach fantastisch, sie himmelte ihn an!« Offenbar ein wahrer Apoll. Wir schwiegen. Ein Selbstmord ist immer ein tragisches Ereignis. Wahrscheinlich hätten wir es dabei belassen, hätte sie nicht hinzugefügt: »Sie war einverstanden.« Ich wunderte mich über diese Rechtfertigung und fragte nach: »Wie alt war sie denn zu diesem Zeitpunkt?« »10 Jahre.« »10 Jahre, und *einverstanden* mit sexuellen Beziehungen zu einem Onkel?«

> Die Frau, die gerade gesprochen hatte, stammt aus einer »angesehenen« lokalen Familie. Sie ist Mutter und Großmutter, engagiert sich als gewähltes Mitglied in zahlreichen kulturellen und sozialen Ausschüssen. Ich unterbreche das eingetretene Schweigen, indem ich ihr empfehle, *Die Einwilligung* zu lesen.[59] Bereits 1932 betonte der Psychoanalytiker Sándor Ferenczi die Tatsache, dass die liebevolle Zuwendung eines Kindes keine Zuwendung im sexuellen Sinne ist (Ferenczi 1967).

Dieses traurige Ereignis veranschaulicht, was der Psychologe René Kaës (2014) als »Verleugnungspakt« bezeichnet, der unbewusst zwischen Familienangehörigen geschlossen wird. Eine Art fehlgeleitete Loyalität, deren Ziel und Auswirkung darin besteht, die Beteiligten sowohl individuell als auch kollektiv zu schützen. Der Pakt erhält und stärkt die familiären Bindungen auf Kosten eines der Mitglieder. Jeder verlässt sich auf das Stillschweigen der anderen und hält selbst Augen, Ohren und Mund verschlossen. Dieser Pakt ist der Versuch, eine katastrophale Situation zu bewältigen – und Inzest ist eine solche Situation. Derjenige allerdings, zu dessen Lasten dieses Stillschweigen ausgetragen wird, gerät in eine schreckliche Einsamkeit.

Das Trauma einer Vergewaltigung kann zu einer Amnesie führen, die jahrzehntelang andauert. Dadurch, dass ein Teil des Gedächtnisses durch das traumatische Erlebnis blockiert wird, kann dieses weder psychisch noch emotional verarbeitet werden – mit der Folge, dass es über mehrere Generationen hinweg zu extrem gewalttätigen Handlungen kommen kann. Das erklärt möglicherweise das Verhalten von Menschen, die immer wieder Kinder schänden. So geriet auch Joël Le Scouarnec in die Fänge der Pädophilie.

> **»Ich war gezwungen, Kinder zu missbrauchen«**[60]
>
> »Wie konnte ich das vergessen?«, fragt sich die 33-jährige Marie, die im Alter von 10 Jahren von Joël Le Scouarnec vergewaltigt worden

---

59 In diesem autobiografischen Buch demontiert Vanessa Springora (2020) den Mechanismus, wie ein Pädophiler Einfluss auf ein junges Mädchen ausübt, das in ihn verliebt ist. Sie beschreibt darin auch die stillschweigende Duldung durch das politische und literarische Umfeld.

60 Ich berufe mich hier auf Zeitungsberichte, die im Dezember 2019 und im Januar 2020 erschienen sind, insbesondere die Artikel von Pauline Delassus in *Paris-Match* sowie von Rémi Dupré und Florence Aubenas in *Le Monde*.

war. Sie weiß nicht, dass es nach traumatischen Erlebnissen häufig zu einer Amnesie kommt.[61] Und wie viele andere Opfer wird sie erkennen, dass ihre Beziehungsprobleme, ihre Schwierigkeiten mit Partnern und damit, emotionale Bindungen einzugehen, durch diese Vergewaltigung verursacht wurden, die sie vergessen hatte. Die Opfer von Vergewaltigungen leiden meistens an einem Unbehagen, das sie nicht näher beschreiben können, das aber ihre Spontaneität und ihre Lebensfreude deutlich beeinträchtigt; ein Unbehagen, das sich häufig zu einer schweren Depression entwickelt. Einige wenige dieser Opfer werden selbst zu Tätern, die – da sie sich nicht bewusst erinnern – anderen Menschen immer wieder die Gewalttaten zufügen, die sie selbst erlitten haben. Dabei geraten sie in eine immer stärkere Abhängigkeit von der Erregung, in die diese Taten sie versetzen, und dem Bedürfnis, diese zum Abklingen zu bringen. Sie werden gleichsam süchtig danach, andere zu vergewaltigen, und entwickeln sich zu Serientätern.

In den meisten Fällen führt ein äußeres Ereignis dazu, dass sich die Situation verändert: Eine Person wagt es, sich zu beklagen, und man glaubt ihr. Oder es gelingt einem Familienmitglied zu entkommen und einen Zufluchtsort zu finden, an dem es Alarm schlagen kann. Unter der Rubrik *Vermischtes* findet man in Zeitungen häufig solche Geschichten. Im Fall Le Scouarnec war es ein 6-jähriges Mädchen, das sich seiner Mutter anvertraut hatte.

Der Chirurg Joël Le Scouarnec wurde zunächst strafrechtlich verfolgt, weil er vier Kinder vergewaltigt hatte, zwei davon waren seine Nichten. Er soll Dutzende Vergewaltigungen begangen haben. Seine »schwarzen Hefte« – sofern darin reale Taten verzeichnet waren und nicht lediglich fiktive Geschichten, wie er behauptete – lassen sogar befürchten, dass man von Hunderten von Fällen ausgehen muss: Eine Untersuchung aus dem Jahr 2020 kam auf 312 Straftaten.

Nachdem er sich an einer 4-Jährigen vergriffen hatte, kam es 1992 zu einer polizeilichen Vorladung, die aber ohne Folgen blieb. 2004 wurde er für 25 Minuten in Polizeigewahrsam genommen, da er pädopornografische Aufnahmen heruntergeladen hatte, und zu vier Monaten Haft auf Bewährung verurteilt. Niemand hinderte ihn daran, weiter als Chirurg zu praktizieren. Weder die Ärztekammer noch die Leitungsteams der diversen Kliniken, in denen er auch danach noch arbeitete, sahen sich in der Verantwortung. Offenbar genoss er gesellschaftlichen Schutz, sei es aufgrund seines sozialen Status', sei es, weil einfach Chirurgen fehlten.

61 Vor allem, da Joël Le Scouarnec Kinder häufig missbrauchte, während sie unter Narkose standen.

> Und in seiner Familie hat niemand etwas bemerkt, nichts gewusst? Selbstverständlich hat man davon gewusst, aber die Betreffenden haben jahrelang geschwiegen. Ihr Verhalten veranschaulicht auf perfekte Weise, wie so ein Familiengeheimnis entsteht, wie man sich in einer solchen Situation üblicherweise verteidigt. Denn seine Frau wusste offenbar seit 1996 von seiner Pädophilie (er wurde 2017 festgenommen) und hat ihm geraten, sich behandeln zu lassen. Er hat daraufhin seine »Spezialbibliothek« aus dem Haus entfernt und in einem verschlossenen Bücherschrank in seinem Büro in der Klinik untergebracht. Im Jahr 2000 vertrauen sich zwei Nichten, die er vergewaltigt hat, ihrer Mutter an, seiner Schwester. Auch sie rät ihm, sich behandeln zu lassen, und spricht nicht mit ihrem anderen Bruder darüber. Sie erhebt keine Anklage. Im Dezember 2004 wird das Haus nach einem Hinweis durch das FBI durchsucht. Die Ehefrau von Joël Le Scouarnec und einer ihrer Söhne sind dabei, sprechen mit den übrigen Familienangehörigen jedoch nicht darüber. Warum dieses Stillschweigen? »Um ihn zu schützen«, sagen einer der Söhne und sein Bruder.

Man denkt daran, Erwachsene zu schützen, aber man denkt nicht daran, die Kinder zu schützen, weder die der eigenen Familie noch andere. Letztendlich schützt man den Verbrecher. In der Familie des kleinen Mädchens, das – wie ihre Tante behauptete, die den pädophilen Onkel so attraktiv fand – angeblich »einverstanden« war, haben wir gesehen, wie dieses Bündnis des Stillschweigens, dieser »Verleugnungspakt«, funktioniert.

Das Verschweigen – dieser Wille, andere »zu schützen« –, ist auch ein Selbstschutz. Herauszufinden, dass der eigene Mann, der Bruder oder der Vater pädophil ist, ist mit Sicherheit so unerträglich, dass man lieber gar nichts davon wissen will. Indem man mit niemandem darüber spricht, versucht man, die Sache auch sich selbst gegenüber zu leugnen. Außerdem war »SIE« – wie Joël Le Scouarnec sich immer ausdrückt, wenn er von seiner Frau spricht – selbst Opfer, genauso wie seine Schwester, die von einem Onkel vergewaltigt worden war, als sie noch Kinder waren.[62] Die Unfähigkeit zu sprechen hängt möglicherweise auch mit diesem Trauma zusammen.

---

62 In einem Genogramm werden männliche Nachkommen durch ein Dreieck symbolisiert, weibliche durch einen Kreis. Da ich nicht weiß, ob es sich bei diesem Onkel um einen Onkel mütterlicherseits oder väterlicherseits handelt, habe ich die Eltern der Ehefrau (»SIE«) durch Quadrate dargestellt, damit keine unschuldige Person unter Verdacht gerät.

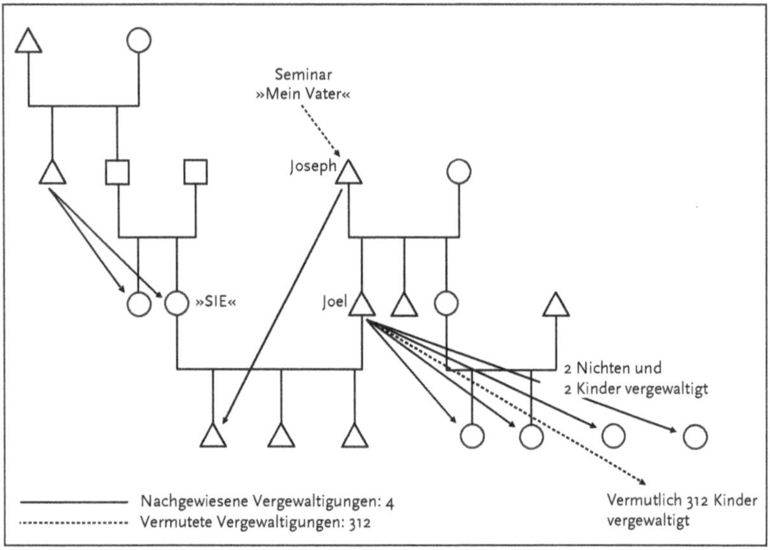

Abb. 9: Vom Sexualtrieb beherrscht

Und kann man den eigenen Ehemann denunzieren? Oder den eigenen Bruder? Vor allem, wenn er der vergötterte Held der Familie ist? Er war erfolgreich: Er war nicht nur Arzt, sondern sogar Chirurg. Die Familie reproduziert im Familienkreis die soziale Hierarchie: »Verglichen mit ihm, bin ich nichts«, sagt eine Nichte. »Ich dachte, niemand würde mir glauben«, sagt ein Opfer, dessen Eltern einfache Arbeiter sind. Die sozialen Beziehungen zwischen dem Chirurgen und seinen Angehörigen, dem Chirurgen und seinen Patienten, bildeten eine Schranke, die verhinderte, dass die vergewaltigten Kinder das Risiko eingingen, ihn anzuzeigen – selbst dann noch, als sie bereits erwachsen waren. In *Die große Familie* bestätigt Camille Kouchner (2021), dass derjenige, der die Familie dazu zwingt, den Inzest zu verschweigen, nicht nur seine Verführungskunst und sein Charisma ins Spiel bringt, sondern sich auch auf seine dominante Stellung innerhalb der Familie und der Gesellschaft stützt sowie mehr oder weniger implizite Drohungen einsetzt.

Aber wie wird man pädophil?

Joël Le Scouarnec führt sein sexuelles Verlangen nach Kindern auf den Tag zurück, als eine Nichte auf seinen Knien saß und eine Erektion bei ihm auslöste. Man kann sich in der Tat vorstellen, dass bestimmte

Berührungen eine Erektion oder sexuelle Fantasien bei einem Onkel bewirken können. Aber es gibt zweifellos zahlreiche Onkel, denen dies passiert ist, ohne dass sie pädophil geworden wären. Dazu bedarf es schon einer besonderen psychischen Veranlagung, denn unter all den vergewaltigten Kindern gibt es nur sehr wenige, die später selbst zum Triebtäter wurden. Und es waren Hunderte von Opfern – diese Zahl ist nicht übertrieben, wenn man an Fälle wie Pater Preynat und vielleicht auch Dr. Le Scouarnec denkt.[63] Eine Umgebung, in der diese Vergehen stillschweigend hingenommen werden und niemand einschreitet – wie dies in einem Berufsfeld der Fall ist, wo es um eigene Interessen geht, die der Ideologie, die man nach außen vertritt, entgegenstehen, und/oder in einer Familie, die gleichzeitig Opfer und Komplize ist –, nährt in einem Triebtäter ein Gefühl der Straffreiheit, sodass er sich berechtigt fühlt, seiner Gewalttätigkeit und seinem Sadismus freien Lauf zu lassen. Muriel Salmona, deren Arbeit und Publikationen zeigen, dass man sie wirklich nicht der Nachsicht gegenüber Sexualstraftätern bezichtigen kann, schreibt unter Berufung auf mehrere Studien: »Die Gewalt ist ein hervorragendes Werkzeug, um sich Opfer zu unterwerfen und sie zu instrumentalisieren, mit dem Ziel, sich selbst zu betäuben« (Salmona 2013).

Demnach hätten Triebtäter das Bedürfnis, sich selbst zu betäuben, um die extreme Angst nicht zu spüren, die immer präsent ist. Ein Stimulus weckt die Erinnerung an ein Trauma, das nicht mehr bewusst war, und löst eine unerträgliche Angst aus, mit der Folge, dass Adrenalin und Cortisol ansteigen und gleichzeitig die emotionale Anästhesie reaktiviert wird, die man zum Zeitpunkt des Traumas durchlebt hat. Die Wirkung der Endorphine lässt – wie bei harten Drogen – immer mehr nach, sodass eine immer größere Menge benötigt wird und man daher für immer mehr Stress sorgt.

Der Aggressor bringt sein Opfer dazu, dasselbe Entsetzen zu durchleben, dem er selbst während des früheren Traumas ausgesetzt war. Wie in einem endlosen Spiel, bei dem er sich in einem Spiegel gleichzeitig als Opfer und Täter sieht. Immer wieder führt er Situationen herbei, in denen sein Opfer panische Angst durchleben muss, was er selbst dann als beruhigend und lustvoll empfindet. Genauso wie der frühere Täter. Nur dass *er* damals das Opfer war, mit dem dieser sein Spiel trieb und seine Lust auslebte.

63 Le Scouarnec wurde im Dezember 2020 zu 15 Jahren Zuchthaus verurteilt.

Die geschlossene Struktur der Familie ermöglicht dem Gewalttäter, seine Angst auf jemanden abzuladen, über den er alle Macht besitzt und der keine Möglichkeit sieht, sich zu beklagen: meistens seine Frau und seine Kinder. Die Ehefrau ist sehr häufig selbst Opfer eines Traumas, das sie jedes Mal erstarren lässt, wenn sie eine Gewaltszene erlebt. Das erklärt auch die Passivität zahlreicher Mütter gegenüber der Gewalt der Väter.[64] Was die Kinder betrifft, so sind sie weder körperlich noch psychisch in der Lage, sich zu verteidigen. Die Isolation umfasst die gesamte Familie.

Wenn man schweigt, nimmt man jemanden in Schutz. Aber wen genau? Den Bruder? Den Vater? Denjenigen, der gesellschaftlich Erfolg hat? Oder den Vorfahren, der ihm diesen Erfolg ermöglicht hat? Was Joël Le Scouarnec angeht, so erfährt man im Laufe der Anhörungen, dass seine Eltern Arbeiter waren. Sie hatten nicht viel Geld, taten aber alles, um ihrem begabten Sohn, der so intelligent war und von allen vergöttert wurde, ein Studium zu finanzieren. Aber man erfährt auch, dass Joëls Vater Joseph einen von Joëls Söhnen vergewaltigt hat. Angeblich hat dieser nicht reagiert, als seine Frau ihm davon erzählte. »Warum nicht? Weil ich selbst unter dem Zwang stand, Kinder zu missbrauchen«, sagte er. Dem *Zwang*. Hat Joël Le Scouarnec immer wieder ein Trauma wiederholt, das er »vergessen« hatte? Denn wenn sein Vater seinen Sohn vergewaltigt hat, was offenbar erwiesen ist, kann man die Hypothese aufstellen, dass er, Joël, als kleiner Junge gesehen hat, wie ein Kind sexuell missbraucht wurde, oder sogar selbst Opfer war. Und wenn sein Vater seinen Sohn vergewaltigt hat, so möglicherweise deswegen, weil auch er von einem »Vater« sexuell missbraucht worden war? Er hat de facto ausgesagt, er sei als Seminarist von einem Pater vergewaltigt worden. Und wer wird nun eigentlich durch die Geheimhaltung geschützt – Joël oder sein Vater Joseph? Wenn man hin- und hergerissen ist zwischen der Bedrohung durch die latente Gewalt des Vaters und dem Respekt, den man demjenigen schuldet, dem man seinen Erfolg verdankt – wie könnte man es da wagen, diese Vaterfigur in Frage zu stellen? Denjenigen, der diese ganze erfolgreiche Familienlinie überhaupt erst ins Leben gerufen hat? Das scheint in der Tat sehr schwierig. Man muss zunächst den Mut haben, so etwas überhaupt zu denken, und dann das Risiko eingehen, den Gedanken zu äußern. Wie wir gesehen haben, gibt es zahlreiche ideologische Widerstände.

64 Körperliche Gewalt wird meist von Männern ausgeübt, aber durchaus nicht immer.

Die Gewalt des Inzests kann zum Selbstmord führen, einen Menschen aber auch zum Verbrecher machen.

»Mein Sohn ist der Sohn meines Vaters«

Nach der Veröffentlichung meines Buches über das Familiengeheimnis (Couvert 2000) erhielt ich den erschütternden Brief einer Frau, die mir Folgendes schrieb: »Seit meinem 14. Lebensjahr wurde ich von meinem Vater vergewaltigt, sogar noch nach meiner Hochzeit. Mein Sohn ist sein Sohn. Er wurde zu 20 Jahren Gefängnis verurteilt, weil er sein Baby getötet hat.« Wen hat er wirklich getötet?

Sexuelle Gewalt wird manchmal noch dadurch verschlimmert, dass das Opfer von der Familie verstoßen wird: Camille Kouchner schildert, wie ihre Mutter einen Triebtäter als Ehemann gewählt und dafür ihren Sohn geopfert hat. Auch junge Mädchen, die früh schwanger werden, werden häufig von der Familie ausgeschlossen.

Ein Verbrechen besonderer Art: minderjährige Mütter

»Sie ist schwanger, das ist während des Urlaubs passiert«, flüstert eine sehr alte Dame einem Freund ins Ohr. Schwanger zu werden, ohne verheiratet zu sein, galt lange als familiäre Katastrophe und großes Unglück für die betroffenen Frauen sowie ihre Kinder, die geschmäht und selbst von Familienangehörigen als »Bastarde« beschimpft wurden. Zunächst einverstanden und dann im Stich gelassen? Vergewaltigt? Das Verbrechen, das diese Frauen begangen haben, ist insofern ein Verbrechen der besonderen Art, als das Opfer als Täter hingestellt wird. Das Verbrechen der Männer wird von der Gesellschaft den Frauen zugeschoben.

Angesichts der Schwierigkeiten, die diese Situation auch heute noch mit sich bringt, tun die Familien, was sie können. Dabei nehmen sie sehr unterschiedliche Haltungen ein, je nach dem Grad ihrer Toleranzfähigkeit, ihrer Religion, ihrem sozialen Status und der finanziellen Lage. Manchmal werden die Mütter aus dem Haus gejagt, manchmal beschützt man sie, kümmert sich um die Erziehung des Kindes, manchmal versucht man ihnen einzureden, es sei das Kind der Großeltern (wie bei Louis Aragon und zahlreichen anderen). Sich auf den Glauben zu stützen, um Herausforderungen zu bewältigen, kann segensreich sein. Man kann aber auch in Frömmelei versinken.

Der Enkel von Jean Martel

Das Geheimnis einer Familie kann – wie bei einem Bauchredner – durch die Stimme einer anderen Person aufgedeckt werden, etwa die der »Tochter des Teufels«, wie wir später noch sehen werden. Hier bedient es sich der Stimme eines ehemaligen Polizisten, wie mir Jean erzählt: »Meine Großmutter war bekannt für ihr außergewöhnliches Gedächtnis, mit dem sie sich an Daten von Taufen, Kommunionsfeiern und dergleichen erinnerte. Fragte man sie aber, wann sie geheiratet hatte, wusste sie es nicht, wurde manchmal sogar wütend. Der Abgleich mit anderen Daten ergab, dass sie zum Zeitpunkt ihrer Eheschließung schwanger war, was in einer äußerst katholischen Familie wie der unsrigen natürlich ein Problem war. Als meine Frau und ich beschlossen zu heiraten, teilte ich meiner Mutter das Datum mit, das wir uns für die Hochzeit ausgesucht hatten: den 24. März. Daraufhin wurde meine Mutter bleich, kreidebleich! Dann ärgerlich. Sie wollte mir aber nicht erklären, was los war. Es erforderte sehr viel Geduld und Diplomatie, um herauszufinden, dass meine Großmutter ebenfalls am 24. März geheiratet hatte. Sie weigerte sich, zu unserer Hochzeit zu kommen, und konnte mir das bis zu ihrem Lebensende nicht verzeihen. Sie war überzeugt, ich hätte dieses Datum in böser Absicht gewählt.«

20 Jahre später begegnet er auf einer Reise durch Patagonien einem ehemaligen Polizisten, der ihm Geschichten aus seiner Vergangenheit erzählt, darunter die folgende: Er war bei der Hochzeitsfeier einer jungen Frau mit einem gewissen Jean Martel dabei. Diese junge Frau war schwanger von einem anderen Jean Martel, der Pastor und der Onkel jenes Jean Martel war, den sie heiratete. Jean entnahm aus den Einzelheiten dieser Geschichte, dass es sich bei diesen beiden Jean Martels um seinen Großvater und seinen angeblichen Vater handelte.

Diese Frau hatte das Glück, noch vor der Entbindung heiraten zu können. Wir werden nie erfahren, wie genau es zu dieser Eheschließung kam. Es war auf jeden Fall ein Vorteil, dass man eine eventuelle Ähnlichkeit des Kindes mit dem »Herrn Pastor« problemlos erklären konnte. Die Familien haben alles so arrangiert, dass das Ansehen der jungen Frau und das des Pastors gewahrt blieb. Andere Familien, die streng katholisch sind, ziehen es vor, den Pastor freizusprechen und ihre Tochter zu verurteilen, wie wir bald sehen werden. Das folgende Beispiel zeigt, wie eine Familie sich mit Hilfe eines Pastors neu organisieren kann.

»Ich frage immer den Herrn Pastor um Rat«

Vor Kurzem kam eine über 80-jährige Dame in meine Praxis, völlig verängstigt und vor allem darum besorgt, nur ja keine Sünde zu begehen: Sie gestand mir, der Ohnmacht nahe, dass ihr Verlobter sie vor ihrer Hochzeit (auf die Wange) geküsst hatte. Zu dieser Eheschließung war sie von einem Pastor ermutigt worden, der ihr zuvor davon abgeraten hatte, sich von einem anderen Heiratskandidaten weiter den Hof machen zu lassen, der gegen die Kirche eingestellt war, den sie aber liebte. Seit ihrer Kindheit fühlt sie sich ständig von der Gefahr bedroht, eine Sünde zu begehen, sodass sie sich immer »dem Herrn Pastor« anvertraut. Dieser war selbstverständlich nicht mehr derselbe, der sie im Katechismus unterrichtet hatte. Aber noch heute wendet sie sich an den »Herrn Pastor«, wenn es darum geht, mit den schwierigen Beziehungen zu ihren Kindern zurechtzukommen.

Der Sünde kann man in der Tat jederzeit verfallen, selbst wenn man am wenigsten damit rechnet und ohne dass es einem bewusst ist: Ihre Mutter, eine Tochter aus gutem Hause, »wurde schwanger«, nachdem man sie auf einem Offiziersball in Toulon betrunken gemacht hatte, wo sie eigentlich als »Anstandswauwau« für ihre älteren Schwestern fungieren sollte. Die Familie hat sich mit der Situation arrangiert, und die Eltern ihrer Mutter haben dieses erste und nicht geplante Enkelkind aufgezogen. Sie selbst hatte ihr Leben lang Depressionen, überließ sich ganz ihrem Ehemann und »dem Herrn Pastor«, und betäubte sich mit Tabletten, sobald irgendwelche Störungen drohten.

Die Zuflucht zur Religion und/oder in die Depression ist nur allzu verständlich. Es fällt dagegen schwer anzuerkennen, dass Somatisierungen Ausdruck von Dramen sind, die ein oder zwei Generationen zuvor durchlebt wurden. Irene ist ein solches Beispiel, und im folgenden Kapitel werden wir noch weitere Fälle kennenlernen.

Irenes Herzrasen

Im Laufe eines Gespräches erzählt Irene eher so nebenbei, dass sie unter starkem Herzrasen leidet: bis zu 140 Schläge pro Minute. »Wie meine Mutter in dem Alter«, sagt sie. Aha. »Und wie alt sind Sie?« 44 Jahre. Ich erkundige mich, ob noch jemand aus der mütterlichen Familie im Alter von 44 Jahren irgendein schwerwiegendes Problem hatte oder ob im Jahr 1944 irgendetwas Dramatisches passiert sei. Die Antwort kommt prompt: »Oh ja, mein Onkel ist 1945 geboren, meine Großmutter war also 1944 schwanger, von einem Deutschen.

Sie hatten sich ineinander verliebt, bei der Befreiung ist er umgekommen. Ihre Eltern haben sie in einer Einrichtung untergebracht, wo man sich ›um minderjährige Mütter kümmerte‹.«

Schwanger von einem Deutschen, den sie liebte ... Man kann sich den Kummer und die Panik der jungen Frau zum Zeitpunkt der Befreiung vorstellen. Ihr Herzklopfen hat Spuren hinterlassen, sodass es bei ihrer Tochter und dann ihrer Enkeltochter als Tachykardie wieder auftaucht, als die beiden jeweils 44 Jahre alt sind. Irene und ihre Mutter kennen die Geschichte: Dieser Schmerz von 44 ist in ihr Gedächtnis eingeschrieben, die Zahl 44 löst physiologische Manifestationen der Angst aus, ohne dass eine bewusste Verbindung zwischen der Angst und der Zahl 44 hergestellt wird.

Irene kannte die Geschichte ihrer Großmutter, aber sie hatte nicht die Verbindung zu ihrem Herzrasen erkannt und zu dem, was 75 Jahre zuvor geschehen war.

Die Schockwellen, die in einer traumatisierten Familie durch ein internes oder externes Ereignis ausgelöst werden, breiten sich über die Zeit hinweg aus, durchlaufen eine Generation nach der anderen und nehmen sehr unterschiedliche Formen an: Alkoholismus, Ängste, Depression, Kriminalität – das Bild ist ziemlich verheerend. Es gibt aber auch zahlreiche Familien, die ein Drama verarbeiten und ihm sogar eine positive Wendung geben konnten. Jeans Mutter und seinem offiziellen Vater ist es beispielsweise gelungen, eine stabile und harmonische Paarbeziehung aufzubauen und damit ihren Kindern eine gesunde Entwicklung zu ermöglichen. Die glücklichen Familien haben natürlich auch ihre Geschichte ... Aber sie kommen nicht, um sich darüber zu beklagen.

Die Weitergabe positiver oder negativer Erlebnisse prägt das Leben der Nachkommen und ganz besonders das der »Friedhofswärter«. Wir werden jetzt die Mechanismen untersuchen, die diese Phänomene der Wiederholung, des »Bauchredens« oder der Somatisierung mehrere Generationen nach den Ereignissen ermöglichen.

8 Die Weitergabe beginnt vor der Geburt

Das Phänomen der transgenerationalen Weitergabe löst Erstaunen und Faszination aus, weil es unverständlich erscheint. Um es zu erklären, haben die meisten Forscher und Therapeuten den Fokus darauf gerichtet, unbewusste Prozesse zu beschreiben – sei es die Kommunikation zwischen dem Unbewussten von Individuen, sei es das kollektive Unbewusste einer Familie.

Über das Unbewusste von Individuen und das kollektive Unbewusste einer Familie

Seit Freud versteht man unter dem Begriff des *Unbewussten* einen seelischen Vorgang, der nur an den Auswirkungen zu erkennen ist, die er auslöst. Er entsteht durch die Verdrängung von Begierden und kindlichen Trieben als Folge von Zwängen, Widerständen und Ängsten sowie der Notwendigkeiten und der Strenge der Erziehung, die man als Kind erlebt hat. Man kann das Unbewusste nicht biologisch lokalisieren. Es handelt sich um einen individuellen Prozess in der menschlichen Psyche, der durch Fehlleistungen zum Ausdruck kommen kann, durch Neurosen oder eine Psychose.

Freud ging außerdem von der Existenz einer *Massenpsyche* aus,

> »in welcher sich die seelischen Vorgänge vollziehen wie im Seelenleben eines Einzelnen. Wir lassen vor allem das Schuldbewusstsein wegen einer Tat über viele Jahrtausende fortleben und in Generationen wirksam bleiben, welche von dieser Tat nichts wissen konnten« (Freud 1961, S. 189).

Bei dieser Tat handele es sich um die Ermordung des Vaters durch seine Söhne. Die Folgen: das Verbot des Tötens und die Verhinderung bestimmter ehelicher Verbindungen, also das Inzest-Verbot. Beide bildeten die Grundlagen der menschlichen Kultur. Diese Spur wurde durch die Anthropologie zwar nicht bestätigt, doch die Intuition, es gebe ein »Schuldbewusstsein«, das von Generation zu Generation weitergegeben wird, hat sich als richtig erwiesen. Es wird im Übrigen im Christentum durch die Vorstellung der »Erbsünde« aufrechterhalten.

Nicolas Abraham und Maria Torok gehen von der Hypothese aus, dass alles Geheime, über das wir nicht sprechen können (ein Trauma, Scham, Begehren), wie erstarrt und unveränderlich in einer »Krypta« verborgen bleibt. Dies sei ein *bewahrendes* Unbewusstes im Gegensatz zum *aktiven* Unbewussten, von dem weiter oben die Rede war. Diese Beschreibung ist ein schönes Bild und kommt der Realität ziemlich nah, die sehr viel später durch die Neurowissenschaftler beschrieben wurde – dass ein Trauma nämlich eingekapselt bleibt.

Ob nun aktiv oder eingekapselt: Im Moment kann man sich schwer vorstellen, wie diese unbewussten Bereiche miteinander kommunizieren sollten.

Statt von einer Krypta, in der ein Geheimnis sicher aufbewahrt bleibt, spricht Anne Ancelin Schützenberger lieber von einem gemeinsamen familiären Unbewussten. Einem transgenerationalen Gedächtnis, das die Familienmitglieder über mehrere Generationen hinweg miteinander teilen, wobei manche mehr erinnern als andere oder – wie sie sich ausdrückt – eher dazu bestimmt und/oder unbewusst dazu bereit sind, »die heißen Kartoffeln aus dem Feuer zu holen«. Aber wie können mehrere Personen Zugang zu einem gemeinsamen Unbewussten haben? Wir sind unterschiedliche Individuen; sollte es irgendwo gespeicherte Erinnerungen geben, die geteilt werden können? Eine Art *cloud*?

Eine Kommunikation zwischen unbewussten seelischen Bereichen von Individuen oder ein kollektives familiäres Unbewusstes – beide Vorstellungen beschreiben Tatsachen, die man feststellt, aber nicht erklären kann. Sie tragen dazu bei, dass der transgenerationalen Weitergabe nach wie vor etwas Magisches anhaftet.

Wir werden sehen, dass es sich tatsächlich um ein familiäres Gedächtnis handelt, das traumatische Erlebnisse speichert. Und dass die transgenerationale Weitergabe bereits vor der Empfängnis einsetzt, unter Beteiligung unserer psychischen und physiologischen Fähigkeiten.

Die Vererbung von Traumata, die vor der Empfängnis durchlebt wurden

Genetik und Epigenetik

Unser Leben beginnt, sobald eine der etwa 300.000 Eizellen, die sich in den Eierstöcken unserer Mutter befinden, und eine der hundert Millionen Samenzellen, die unser Vater produziert, aufeinandertreffen. Aus diesen beiden Zellen entsteht dann das einzigartige Wesen, das jeder von uns darstellt. Wir tragen gespeicherte Informationen unserer Eltern in uns, denn nur mit den entsprechenden Informationen kann sich das Leben fortpflanzen. Dann beginnt die Zellteilung, wobei aus jeder Zelle jeweils zwei identische neue Zellen entstehen. Jede besteht aus einem Zellkern, der die Chromosomen enthält: insgesamt 23 Chromosomenpaare jeweils aus der mütterlichen und der väterlichen Linie, sodass gewährleistet ist, welche unserer Merkmale angeboren sind. Die Chromosomen enthalten die DNA aus Genen und Proteinen. Die Gene geben jeder Zelle an, welche Rolle sie innerhalb des Organismus einzunehmen hat. Die meisten Gene sind paarweise als Kopien der Gene angeordnet, die wir von unserem Vater und unserer Mutter erhalten haben (sogenannte Allele): die Gene A des Vaters und der Mutter, die Gene B des Vaters und der Mutter und so weiter, jeweils paarweise angeordnet. Diese Verdopplungen gewährleisten, dass die korrekten Informationen erhalten bleiben, falls es zu Gendefekten kommt. Die Proteine ermöglichen dem Gen, sich auszudrücken; sie erhalten ihre Befehle über die Boten-RNA und Mikro-RNA.[65]

Die Entdeckungen mehrerer Forschungsinstitute (aus der Schweiz, den USA, Frankreich, den Niederlanden) brachten neue Erkenntnisse gegenüber der traditionellen Genetik: Wie sich herausstellte, können erworbene Eigenschaften an die nächste Generation weitergegeben werden. Es besteht aber auch die Möglichkeit, dass sie gelöscht werden.

Starker Stress oder ein Trauma können tatsächlich zu Veränderungen der Genexpression (also deren Aktivierung) führen und sowohl die weiblichen als auch die männlichen Keimzellen schädigen. Diese Beeinträchtigungen können an die nächste Generation weitergegeben werden. Sie können aber auch repariert werden, das heißt: Unser Erbgut kann neu programmiert werden!

Diese Ergebnisse werden durch zahlreiche Studien untermauert, die im Labor an Ratten und Mäusen durchgeführt wurden. Natürlich sind wir weder Ratten noch Mäuse, aber diese Tiere leiden genauso wie wir unter Angst, Stress und Depressionen. Und ihr Stoffwechsel ist unserem sehr ähnlich.

Forscher der Emory University in Atlanta haben Mäusen leichte Elektroschocks versetzt, verbunden mit dem Duft von Kirschbäumen.

65 Mikro-RNA sind sehr kurze RNA-Moleküle.

Die Nachkommen dieser Mäuse reagierten abweisend auf den Duft von Kirschbäumen, und das entsprechende Hirnareal war stärker ausgebildet als bei den Mäusen der Kontrollgruppe. Die Kleinen waren durch eine In-vitro-Fertilisation gezeugt worden, um zu verhindern, dass das entsprechende Verhalten eventuell vom Vater übernommen wurde. Durch diese Technik konnte man belegen, dass die Abneigung gegen den Geruch von Kirschbäumen angeboren war.

Andere Forscher[66] haben drei Populationen von Ratten miteinander verglichen: Eine Population wurde von Stress verschont; bei der zweiten wurden die schwangeren Weibchen unter Stress gesetzt, ihre Nachkommen jedoch nicht; bei der dritten Population wurden alle Generationen Stress ausgesetzt. Es zeigte sich, dass die Nachkommen der zweiten Population den Stress geerbt hatten und bestimmte Veränderungen an Genen aufwiesen, die von spezifischen Mikro-RNA-Molekülen abhängen.

Isabelle Mansuy, Professorin für Neuroepigenetik in Zürich,[67] hat Mäusebabys nach dem Zufallsprinzip von ihren Müttern getrennt und damit sowohl die Babys als auch die Mütter unter Stress gesetzt. Sie konnte nachweisen, dass es dadurch zu Veränderungen des Stoffwechsels kam, der bei den Nachkommen bis in die vierte Generation hinein zu Depressionen und Gedächtnisstörungen führte.

All diese Ergebnisse zeigen, dass traumatische Erlebnisse Auswirkungen auf nachfolgende Generationen haben, und zwar sowohl hinsichtlich ihres Verhaltens als auch in Bezug auf ihre Physiologie. Diese beiden Aspekte sind untrennbar miteinander verknüpft. Gelten diese Forschungsergebnisse auch für den Menschen?

Selbstverständlich sind diesbezüglich keine Experimente möglich. Die Familienanalyse ermöglicht zwar, von Fall zu Fall Genveränderungen oder deren Weitergabe festzustellen, aber man kann daraus nicht unbedingt schließen, dass es eine Verbindung zu einem Trauma gibt. Auch andere Ereignisse können Auswirkungen auf eine Familie haben. Oder man kann die Hypothese aufstellen, es handele sich um eine Krankheit. Die Vielfalt möglicher Ursachen verhindert einen eindeutigen Bezug zwischen Ursache und Wirkung. Doch anhand statistischer Untersuchungen lässt sich eine kausale Verbindung

66 M. Ambeskovic et al. am *Centre canadien de neurosciences comportementales.*
67 An der *Medizinischen Fakultät der Universität Zürich und am Departement Gesundheitswissenschaften und Technologie* der ETH Zürich.

zwischen einem Trauma und seinen Auswirkungen auf die nächste(n) Generation(en) belegen.

Epidemiologische Studien an Populationen, die Naturkatastrophen oder von Menschen verursachte Unglücksfälle erlebt haben, ermöglichen einen Vergleich mit einer Kontrollgruppe, die davon nicht betroffen war. Auf diese Weise lassen sich statistische Korrelationen berechnen. In diesem Fall kann man eine Verbindung herstellen zwischen der Ursache (dem traumatischen Erlebnis) und der Art und Weise, wie dieses Erlebnis die Populationen beeinträchtigt hat.

Die Auswirkungen von Gewalttaten auf Populationen

Rachel Yehuda, Wissenschaftlerin an der Mount Sinai School of Medicine in New York, hatte bei Kindern, deren Eltern von der Schoah betroffen waren, eine besondere psychische Labilität beobachtet. Nachdem sie mehrere Jahre zu diesem Thema geforscht hatte, fand sie heraus, dass bei diesen Kindern ein Cortisol-Mangel vorlag. Wir haben ja gesehen, dass dieses Hormon unsere Reaktion auf Stress reguliert. Es spielt auch eine wesentliche Rolle in unserem Kohlenhydrat-, Eiweiß- und Fettstoffwechsel. Ein Mangel führt dazu, dass wir körperlich und seelisch weniger belastbar sind. Als Rachel Yehuda dann mit schwangeren Frauen arbeitete, die nach dem Attentat auf das World Trade Center unter posttraumatischem Stress litten, stellte sie fest, dass auch deren Cortisol-Werte unterhalb der Norm lagen. Ein Jahr später analysierte sie den Speichel der Säuglinge dieser Frauen – mit dem Ergebnis, dass auch diese unter Cortisol-Mangel litten.

Zahlreiche Studien über Kinder von Populationen, die unter kollektiver Gewalt zu leiden hatten – dem Völkermord in Kambodscha oder Ruanda etwa oder dem Leben als Palästinenser in von der israelischen Armee besetzten Gebieten –, zeigen, dass diese dieselben epigenetischen Prägungen aufweisen wie die Kinder, deren Eltern die Schoah erlebt haben: insbesondere das »Erbe« des Cortisol-Mangels.

Die Auswirkungen dieser Weitergabe sind allerdings unterschiedlich, je nachdem, ob der Vater von diesem Trauma betroffen war, die Mutter oder beide Elternteile.

Die genomische Prägung durch die Eltern

Um zu funktionieren, benötigen die meisten Gene jeweils eine Kopie des mütterlichen und des väterlichen Gens, doch eine epigenetische Veränderung kann dazu führen, dass eines der beiden Allele inaktiviert wird. In diesem Fall kann die aktive Kopie von der Empfängnis bis zum Erwachsenenalter identisch bleiben, denn diese Gene mit der sogenannten elterlichen Prägung zeichnen sich dadurch aus, dass sie nicht von den beiden Neuprogrammierungen während der ersten Wochen der Entwicklung des Fötus betroffen sind wie die anderen Gene: Die erste Neuprogrammierung findet statt, während der Embryo sich noch nicht in der Gebärmutterschleimhaut eingenistet hat. Die zweite erfolgt später und betrifft nur einen Teil der Keimzellen. Danach behält das Gen also seine epigenetischen Merkmale: Das Erworbene wird weitergegeben, es ist dann angeboren.

»Sie werden durch das, was Ihr Großvater in seiner Pubertät erlebt hat, geprägt (sofern Sie ein Mann sind), und durch die Lebensumstände, denen Ihre Großmutter als Fötus ausgesetzt war, bevor sie zur Welt kam«, schreibt Isabelle Mansuy, Professorin an der Medizinischen Fakultät der Universität Zürich (Mansuy, Gurret e. Lefief-Delcourt 2020, S. 57 f.). Manchmal muss man gar nicht so weit zurückgehen. Schauen wir uns das Beispiel von Marion an.

Marion

Eine Freundin litt sehr darunter, dass ihre Tochter Marion an einer schweren Depression erkrankt war, verbunden mit einer gefährlichen Ruhelosigkeit. Sie erzählt mir: »Eigentlich war ich auch immer ein bisschen deprimiert. Meine Mutter wollte mich nicht, ich war das siebte Kind und sie konnte nicht mehr. Sie hat während der ganzen Schwangerschaft und auch noch nach meiner Geburt häufig geweint. Mein Vater spielte das Familienoberhaupt auf seinem Landsitz, kümmerte sich weder um seine Frau noch um seine Kinder. Ich ging in der Geschwisterreihe unter. Später wurde ich von einem Cousin vergewaltigt.«

Dies scheint die zahlreichen psychologischen Theorien zu bestätigen, die den Müttern die Verantwortung dafür zuschieben wollen, wenn Kinder Anzeichen von Autismus zeigen, unter Stress leiden, mit ihrem Leben nicht zurechtkommen oder an einer Depression erkranken.

Doch nach kurzem Schweigen erzählt sie weiter: »Marions Vater ist kurz nach dem Tod eines Geschwisterchens geboren.« Sie hält inne, fügt dann hinzu: »Kürzlich hat er gesagt, dass er dieses vierte Kind eigentlich gar nicht wollte.«

Wir haben daraufhin ein Genogramm zu Marions Depression erstellt, einschließlich ihres Vaters und ihrer Großeltern. Ihre Großeltern väterlicherseits mussten Trauer bewältigen, ihre Großmutter mütterlicherseits war depressiv, ihr Vater ein Ersatzkind, und ihre Mutter litt unter einer larvierten Depression – alles weist darauf hin, dass die Ursache von Marions Depression weit zurückliegt.

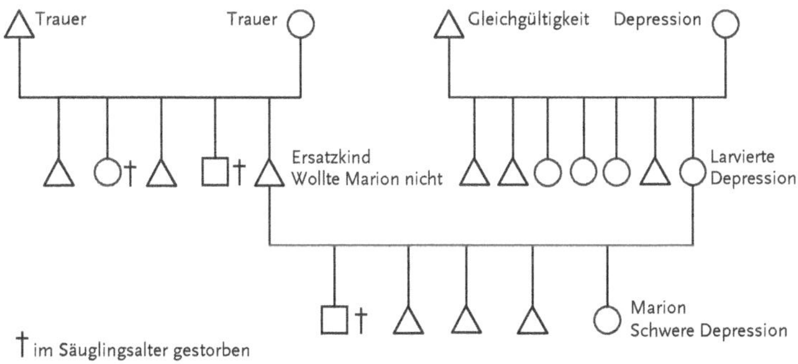

Abb. 10: Marion, eine Patientin mit Depressionen

Ist eine Depression erblich? Manche Depressionen seien auf jeden Fall vererbbar, behaupten Forscher aus dem Bereich der Neurobiologie, und zwar über epigenetische Faktoren. Wie ist das möglich? Werden Keimzellen (Samenzellen und Eizellen) infolge eines Traumas geschädigt, können die geschädigten Zellen an die Kinder weitergegeben werden. Dieses Gen mit der »elterlichen Prägung« kann bis zum Erwachsenenalter des Kindes intakt bleiben und in dieser Form auch an die nächste Generation weitergegeben werden. Wenn eine Keimzelle des Erben betroffen ist, kann dieser sie ebenfalls an seine Nachkommen weitergeben, und dies über mehrere Generationen hinweg.

Die Rolle der Väter bei der Weitergabe

Seit 2010 wurden mehrere Studien in unterschiedlichen Instituten[68] mit Vätern durchgeführt, die in ihrer Kindheit vergewaltigt worden waren. Dabei zeigte sich, dass sie bei der Befruchtung einen Teil des erlebten Stresses oder Traumas weitergegeben haben: Man fand in ihrem Sperma veränderte Konzentrationen eines bestimmten Typs

68 Beispielsweise durch Isabelle Mansuy an der Universität Zürich oder Larry Feig in Boston.

der Mikro-RNA, der mit Stress korreliert. Es scheint erwiesen, dass »Männer in der Lage sind, eine Anfälligkeit für Stress über mehrere Generationen hinweg weiterzugeben, ohne dass diese demselben Stress ausgesetzt sein müssen, und zwar wahrscheinlich über die Keimzellen«, schreiben Pauline Monhonval und Françoise Lotstra in einem Text, der die Ergebnisse mehrerer Studien zusammenfasst (Monhoval e. Lotstra 2014).

Genauer gesagt, stellten die Forscher fest – ohne dies bisher genau erklären zu können –, dass ein Vater, der ein Trauma erlebt hat, an seine Tochter oder auch an mehrere seiner Töchter eine Depression weitergeben kann, verbunden mit Risikoverhalten. »... die RNA der Spermien [ist] ein machtvoller molekularer Überträger [...], der die Effekte gemachter Erfahrungen weitergibt«, schreibt Isabelle Mansuy (Mansuy, Gurret e. Lefief-Delcourt 2020).

»Gemachte Erfahrungen«: Dieser Ausdruck ist von entscheidender Bedeutung, denn er weist darauf hin, dass es eine Weitergabe gibt, die über physische und biologische Merkmale hinausgeht. Das Kind erbt eine physiologische oder psychische Eigenschaft, die mit dem Trauma eines Eltern- oder eines Großelternteils zusammenhängt. Es erlebt Stress oder Schmerz ohne erkennbare Ursache, weder für Außenstehende noch – und dies ist viel wichtiger – für es selbst, weil es ja nicht direkt von dem Ereignis betroffen war. Es bringt etwas zum Ausdruck, das keinen Sinn ergibt, da es ja nicht zu ihm gehört. Es erscheint sinnlos.

Ein Erbe, das man neu programmieren kann

Diese Entdeckungen der Epigenetik bringen die ewige Debatte um angeborene und erworbene Eigenschaften erneut aufs Tapet, da sie zeigen, dass das Angeborene das Erworbene der vorigen Generation sein kann. Sie schenken uns aber auch eine sensationelle Neuigkeit: Dieses Erworbene ist veränderbar! Ein positives Umfeld und die Fürsorge, die wir erhalten und die wir uns selbst zukommen lassen, können die erworbenen und geerbten Schwächen ausgleichen. Davon wird noch genauer die Rede sein. Nehmen wir an dieser Stelle nur zur Kenntnis, dass Marion nach einer psychiatrischen und psychotherapeutischen Behandlung sowie dank tatkräftiger Unterstützung durch ihre Eltern ihr Gleichgewicht wiedergefunden und eine Berufsausbildung begonnen hat.

Mäuse sind bis in die vierte Generation hinein betroffen. Das gilt zweifellos auch für Menschen. Wir haben gesehen, dass unser Gedächtnis die Daten wichtiger Ereignisse speichert. Wahrscheinlich bewahren die Gene mit elterlicher Prägung diese gespeicherten Daten auf. Wie sonst wären die Geburten an Jahrestagen zu erklären, die für das eine oder andere Familienmitglied von Bedeutung waren, selbst wenn diese Daten vollkommen in Vergessenheit geraten sind? Alle Familienstammbäume, in denen die Daten von Geburten, Eheschließungen und Todesfällen sich über mehrere Generationen hinweg wiederholen, weisen in diese Richtung. Die Konstellation der Jahrestage, die sich in meiner Familie im Abstand von mehreren Generationen wiederholt haben, legt ebenfalls Zeugnis davon ab.

Eine Konstellation von Jahrestagen

»Couvert ist der Name einer Frau. Jules Couvert, Henris Großvater, war ein uneheliches Kind«, hatte meine Großmutter väterlicherseits, verheiratete Couvert, meiner Mutter mitgeteilt, ehe diese ihre Schwiegertochter wurde. Die Frau, um die es ging, war Mélanie Couvert, die Urgroßmutter meines Vaters, und ihr Sohn, der Großvater meines Vaters, ist 1863 geboren. Über 80 Jahre später, im Jahr 1949, nach drei Kriegen und drei Emigrationen, hielt meine Großmutter – der es ansonsten immer völlig egal war, was andere Leute denken könnten – es für notwendig, meine Mutter darüber zu informieren. Das zeigt, mit welcher Prägnanz man Urteile über minderjährige Mütter und deren Kinder fällte.

Sehr viel später traf ich mich mit meinen drei Schwestern (wir sind insgesamt vier Geschwister) zu einem »genealogischen Wochenende«. Jede von uns hatte Informationen und Dokumente dabei, die für die anderen neu waren. Dazu gehörte auch die beachtliche genealogische Forschungsarbeit über die Familie Couvert aus den Ardennen, zu der wir gehören, die Pater Georges Couvert, ein entfernter Cousin, auf sich genommen hatte. Dank dieses Dokuments fanden wir heraus, dass ein gewisser Jules Brasseur der Vater von Jules Couvert war. Warum? Jules Brasseur war der Sohn von Simon Brasseur, der Anne Couvert geheiratet hatte. Er ist am 12. April 1843 geboren, mein Vater am 12. April 1923. Reichen ein gemeinsames Geburtsdatum sowie der derselbe Vorname in jeder dazwischenliegenden Generation aus, um zu erklären, dass es sich um einen Vorfahren handelt? Sicher nicht.

Aber außer diesem 12. April gibt es zwei weitere gemeinsame Geburtsdaten: Simon Brasseur, der Vater von Jules Brasseur, ist an einem

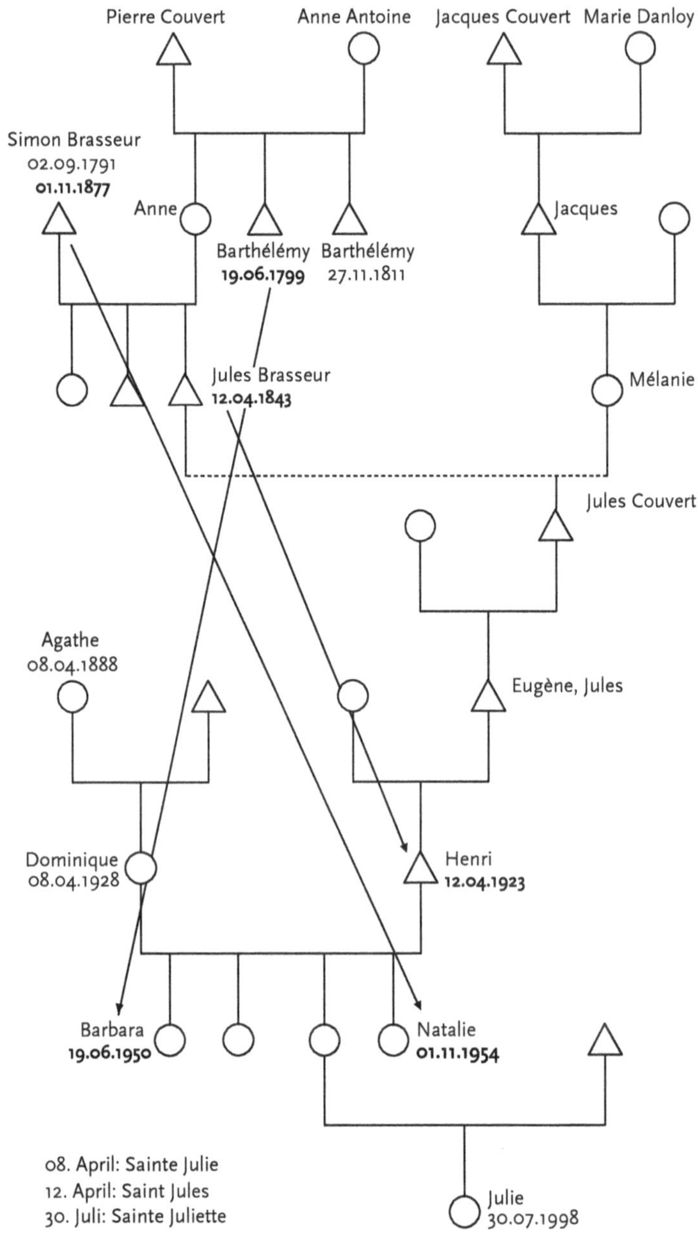

Abb. 11: Eine Konstellation von Jahrestagen

1. November gestorben, und meine Schwester Natalie ist an einem 1. November geboren. Simon Brasseur heiratet Anne Couvert, deren Bruder Barthélémy nach dem Französischen Revolutionskalender am 1. Messidor des Jahres VII geboren wurde. Dies entspricht nach unserem Kalender dem 19. Juni 1799, und ich bin an einem 19. Juni geboren. Dieser Barthélémy muss vor seinem 11. Lebensjahr gestorben sein, denn am 27. November 1811 kommt ein anderer Barthélémy Couvert zur Welt. Drei Jahrestage konzentriert auf zwei Generationen, und dies wiederholt sich mehrere Generationen später. Wir können also die faszinierende Hypothese aufstellen, dass Eizelle und Samenzelle miteinander verschmelzen und Träger gespeicherter Daten sind, die dabei Teil des neuen Lebewesens werden. Es wird sich nicht an diese Daten erinnern können, aber sie haben Auswirkungen: Im obigen Fall verbinden drei Geburtsdaten drei Angehörige derselben Familie über mehrere Generationen hinweg. Ich denke, dass sich zwischen Simon Brasseur, Anne Couvert – die Simon nach dem Tod des ersten Barthélémy heiraten wird –, Jules Brasseur und Mélanie Couvert ein Drama abgespielt hat, aus dem unsere Abstammungslinie hervorgegangen ist.

Ich habe mehrere Mathematiker gebeten auszurechnen, wie hoch die Wahrscheinlichkeit ist, dass es zu einer solchen Wiederholung von Geburtsdaten bei derart engen Familienbeziehungen kommt.[69] Offenbar war es nicht möglich dies auszurechnen, schien aber sehr unwahrscheinlich. Ich gab den Plan auf.

»Aber *ich* habe euch doch ausgetragen und zur Welt gebracht!«, rief meine Mutter aus, als ich ihr »die Konstellation« zeigte. In der Tat bezieht sich diese Zusammenstellung von Daten auf unsere väterliche Linie, man muss also bedenken, dass unsere Mutter als Schaltstelle fungierte. Angenommen, unser Vater hat eine Information geerbt, die für seine Linie und dann für uns als seine Nachkommen essenziell war. Nur durch unsere Mutter konnten wir jedoch an den entsprechenden Daten geboren werden, die mit *ihrer* Abstammungslinie aber gar nichts zu tun haben. Wie ist das zu verstehen? Muss man von der Hypothese ausgehen, dass es »Uhren-Gene mit elterlicher Prägung« gibt? Vielleicht werden wir sie in den nächsten Jahren entdecken.

69 Die Familien Couvert und Brasseur waren praktisch vollkommen miteinander verwoben: Virginie Brasseur, die Schwester von Jules Brasseur, heiratete einen Jacques Brasseur, dessen Mutter Catherine Couvert war. Ihr Bruder Jean heiratete eine Enkelin von Marie-Jeanne Couvert. Solche Eheschließungen zwischen quasi Blutsverwandten waren zur damaligen Zeit typisch im ländlichen Frankreich, wo die Dörfer nur wenig Kontakt zur Außenwelt hatten.

Françoise Dolto (1983) spricht jedenfalls in dem für sie so typischen Stil von einer biologischen und psychischen Alchemie zwischen drei Personen: den Eltern und dem Kind. Auf die Frage von Gérard Sévérin, was sie mit dem Begriff *Subjekt* meine, antwortete sie: »Das Subjekt ist das Wort, das die Materie zum menschlichen Lebewesen formt. Das Subjekt ist das entscheidende Wort, das unter anderen Worten den aktiven Part übernimmt, das die Erzeuger während des Orgasmus jedoch nicht aussprechen. Während dieser Aufwallung der Leidenschaft kommt tatsächlich ein Moment, ein Augenblick, in dem kein Wort gesprochen wird. Dieses Wort von der Bedeutung ihrer Umarmung, das die Eltern nicht aussprechen können, wird zum Lebewesen.«

Die Weitergabe in der Gebärmutter

Tief verborgen im Bauch der Mutter, angelehnt an die Plazenta, mit der er durch die Nabelschnur verbunden ist, schwimmt der Fötus im Fruchtwasser, das ihn ernährt, schützt und seine Temperatur reguliert. Die Plazenta, der sogenannte Mutterkuchen[70], regelt den Austausch zwischen Mutter und Fötus: die Ernährung des Fötus, die Entsorgung der Ausscheidungen und den Immunschutz. Außerdem produziert sie die Hormone, die das Wachstum des Kindes und die Entwicklung der Schwangerschaft steuern.

Mithilfe dieser physiologischen Stoffwechselprozesse kann der Fötus direkt die »Gemütslage« seiner Mutter wahrnehmen – über die Hormone, die durch ihre Emotionen freigesetzt werden, und dank der Sinne, die der Fötus bereits entwickelt hat. Die Hormonschwankungen, insbesondere der Cortisol-Wert, vermitteln dem Kind, ob seine Mutter sich wohlfühlt oder nicht. Geht es ihr gut, geht es auch dem Kind gut; ist sie gestresst, erlebt eine traumatische Situation oder ist Bedingungen ausgesetzt, die ihrer Gesundheit schaden, spürt der Fötus das. Er kann schon sehr früh Berührungen, Gerüche oder Geschmacksempfindungen wahrnehmen, die er von der Mutter empfängt. Dasselbe gilt für Reize der Außenwelt, die er aufnimmt und speichert, insbesondere Laute, vor allem aber die Stimme seiner Mutter, die er erkennt. Indem der Fötus Laute, Licht und Bewegungen aufnimmt, bereitet er seine Anpassung an die Welt vor, die nach seiner Geburt auf ihn wartet.

70 *Placenta* ist das lateinische Wort für »Kuchen«.

Leider wirken belastende Ereignisse – ob persönlich oder kollektiv – sich sehr negativ auf das Leben einer schwangeren Frau aus. Der Fötus wird dann mehr oder weniger von den Stresshormonen seiner Mutter vergiftet. Etwas Cortisol bei der Mutter führt zu einem hohen Cortisol-Spiegel beim Fötus, ein hoher Cortisol-Wert bei der Mutter steigert den Wert des Fötus um ein Vielfaches. Diese Stresserfahrung kann gespeichert werden – bei vielen Kindern findet man im Erwachsenenalter Stigmata von traumatischen Erlebnissen, die ihre Mütter durchgemacht haben, während sie mit ihnen schwanger waren. Zahlreiche Studien belegen das.

Die Hungersnot in den Niederlanden im Jahr 1944

Gegen Ende der Besetzung durch die deutschen Streitkräfte kam es im Winter 1944/45, der ganz besonders hart war, zu einer Hungersnot in den Niederlanden, von der 4,5 Millionen Menschen betroffen waren. 22.000 Menschen starben. Viele Studien zeigen, welche Auswirkungen der Stress des Krieges in Verbindung mit der Hungersnot auf die Kinder der Frauen hatte, die zu diesem Zeitpunkt schwanger waren: Sie sind kleiner als der Durchschnitt der gleichaltrigen Kinder und Erwachsenen, und sie sind häufiger als der Durchschnitt von gesundheitlichen Problemen wie Diabetes, Übergewicht, Herz-Kreislauf-Erkrankungen, neurologischen Erkrankungen und der Anfälligkeit für psychische Störungen betroffen. Noch 60 Jahre später sind auch ihre Enkel kleiner als der Durchschnitt, und auch bei diesen kommen die genannten Erkrankungen und Schwächen häufiger vor.

Die »Kinder des Eissturms«

Im Januar 1998 ereignete sich in Kanada ein Eissturm, der mehrere Tage andauerte. Drei Millionen Menschen waren tagelang, teils sogar über mehrere Wochen hinweg vom Stromnetz abgeschnitten. Es gab Versorgungsengpässe, und mehrere Tausend Menschen mussten in Krankenhäuser eingeliefert werden. Der Sturm hatte eine Krise in der Landwirtschaft zur Folge, insbesondere für die Viehzüchter und den Sektor der Ahornsirup-Produktion. Viele Unternehmen mussten schließen, 46.000 Menschen wurden entlassen.

Diese Katastrophe ist ein kollektives Trauma, dessen Auswirkungen Gegenstand zahlreicher Studien war. Suzanne King, Professorin für Psychiatrie an der *McGill University* in Montreal und Forschungsleiterin am *Douglas Research Centre für psychische Gesundheit,* hat das »Projekt Eissturm« ins Leben gerufen, um zu untersuchen, ob die

Traumata, die Frauen, die zum Zeitpunkt des Unwetters schwanger waren, erlitten haben, Auswirkungen auf die Kinder hatten, die sie austrugen. Die Studie wurde 1998 begonnen und dauert zum aktuellen Zeitpunkt (2019) noch an.[71]

Die Ergebnisse dieser Studie zeigen, dass einige Kinder mehrere Jahre später leichte Sprach- und Konzentrationsstörungen aufwiesen. Sie neigen zu Übergewicht, Asthmaanfällen und Depressionen. Die Autoren der Studie sind allerdings zurückhaltend, was die Einschätzung ihrer Ergebnisse angeht: Sie räumen ein, dass sie bestimmte Variablen nicht berücksichtigt haben – beispielsweise Probleme der Ernährung oder die Frage, ob der Vater die Mutter unterstützt oder im Gegenteil den Stress für sie noch verstärkt hat.

Der Völkermord an den Tutsi

Nader Perroud, Eugène Rutembesa, Ariane Giacobino und ihr Team haben eine Studie zu den Tutsi-Frauen durchgeführt, die den Völkermord in Ruanda überlebt haben und zu dem Zeitpunkt schwanger waren, sowie zu den Kindern, die sie damals austrugen. Als Vergleichsgruppen dienten Tutsi-Frauen, deren Schwangerschaft nicht von diesem Genozid beeinträchtigt war, und deren Kinder. Dabei zeigte sich, dass die Kinder der Frauen, die den Völkermord überlebt hatten, ebenso wie ihre Mütter unter einer Störung der Hypothalamus-Hypophysen-Nebennieren-Achse und posttraumatischem Stress litten.

Diese statistischen Studien befassen sich mit einer Bevölkerungsgruppe, die von einer Katastrophe betroffen war, und vergleichen sie mit einer Bevölkerungsgruppe, die davon verschont geblieben ist. Auf diese Weise lassen sich bestimmte Auswirkungen herausarbeiten und ein kausaler Zusammenhang herstellen. Was Béatrice betrifft, so leidet sie (was wiederum dazu führt, dass ihre Angehörigen leiden), weiß aber nicht, woran, obwohl sie doch häufig darüber spricht.

»Ich wäre lieber glücklich«

»Ich wäre lieber glücklich«, vertraut meine Freundin Béatrice mir eines Tages an, als ich den fantastischen Park bewundere, der ihr schönes Haus am Ufer der Loire umgibt. Aber sie ist es nicht, ist es nie gewesen: Ihre Kollegen, ihre Männer, ihre Kinder sind für sie eine Quelle von Problemen, Kummer und Wutanfällen, nur selten

71 Sie wird laut Barbara Couvert auch im Jahr 2023 noch fortgesetzt (Anm. d. Übers.).

der Freude. Vor Kurzem hat sie mich mit auf den Friedhof genommen, um mir die Stelle zu zeigen, für die sie ein Grabnutzungsrecht erworben hat. Darüber ist sie sehr froh: Ihr Grab wird neben dem ihres Vaters liegen.

Immer wenn wir uns Zeit für ein Gespräch nehmen, erwähnt sie diesen Vater, den sie nie kennengelernt und der ihr immer gefehlt hat: Er kam bei einem Unfall ums Leben, als ihre Mutter mit ihr schwanger war. Das Wissen um dieses Ereignis ist für sie keine Hilfe, da sie es nicht mit sich selbst in Verbindung bringt. Und paradoxerweise scheint gerade das Reden darüber zu verhindern, dass ihr eine solche Verbindung bewusst wird. Béatrice lebt in einem Zustand fortwährender Trauer, für die es keinen Anlass gibt. Es scheint, als wolle sie etwas einfordern, als solle man anerkennen, dass ihr eine Ungerechtigkeit widerfahren ist. Sie nährt in sich ein Rachegefühl, das sie auf andere Menschen projiziert, angefangen mit ihren Angehörigen. Sie ist in einer Wut gefangen, die sie beschützt, ihr aber gleichzeitig den Zugang zu ihren Emotionen versperrt. Sie sagt also manchmal, dass irgendetwas an ihr »nicht stimmt«, aber sie schämt sich deswegen, und diese Scham macht sie noch unglücklicher. Sie fände es albern, sich damit an einen Therapeuten zu wenden. Also geht »es« manchmal ganz gut – und manchmal überhaupt nicht. Die Trauer hat sich in ihr eingenistet, noch ehe sie geboren war. Sie kam – durchdrungen von einem Kummer, der nicht ihrer ist – auf eine Welt, in der die Freude über ihre Geburt ausgelöscht war.

Die »psychische Transparenz«

Die Schwangerschaft ist ein besonderer physiologischer und psychischer Zustand. Monique Bydlowski, Neuropsychiaterin und Forschungsleiterin am INSERM (*Nationales Institut für Gesundheitswesen und medizinische Forschung)*, beschreibt den Zustand, den schwangere Frauen durchleben, als »psychische Transparenz«: In diesem Zeitraum dringen »Bruchstücke des Unbewussten ins Bewusstsein« (Bydlowski 2008). Diese spontane Öffnung zum Unbewussten nehme im Verlauf der ersten Monate nach der Entbindung ab, und die Amnesie setze sich wieder durch.

Mütter erinnern sich offenbar nicht an diese Zeit der »psychischen Transparenz«. Doch wenn das der Fall ist, kann bei den Frauen, deren frühe Kindheit schwierig, von wiederholtem Stress oder Traumata geprägt war, die Erinnerung an diese bis zu diesem Zeitpunkt verdrängten Ereignisse wieder erwachen und gleichzeitig die damit verbundenen Emotionen hervorrufen. Die Erinnerung an die vergangenen Ereignisse löst aktuelle Emotionen aus. Sie hat auf den Fötus somit dieselbe Wirkung wie Stress und Traumata, die während der Schwangerschaft erlebt werden. So kann ein Kind von den Auswirkungen eines Traumas betroffen sein, das seine Mutter lange vor seiner Empfängnis durchlebt hat. Wenn diese Emotionen und ihr Ursprung verstanden werden, beruhigt dies Mutter und Kind.

Doch viele Kinder werden in eine Welt voller Trauer und Sorgen hineingeboren. Dann ist es schwer für die Eltern, insbesondere die Mütter, die mentale Einstellung zu erreichen, die erforderlich ist, um das Kind gut willkommen zu heißen. Es ist ihnen quasi unmöglich, dem Baby die Aufmerksamkeit, die Liebkosungen und die lächelnde Zuwendung zu schenken, die es glücklich machen. Dabei sind gerade die unerlässlich, um die Vergiftung in utero aufzuheben.

Trotz dieser schwierigen ersten Kontakte lassen alle Babys viel guten Willen erkennen. Die Eltern wiederum müssen sich an den Neuankömmling gewöhnen, der das Gleichgewicht des Familiensystems verändert. Ob nun erwünscht oder nicht – das Baby wird erwartet, und Eltern und Familie haben bereits begonnen, noch ehe es geboren ist, ihre Erwartungen, Träume und Ängste auf dieses Kind zu projizieren.[72]

Im Allgemeinen wünschen sich Eltern, dass ihre Kinder glücklich und in der Gesellschaft erfolgreich sind. Doch sie wissen oft nicht, wie sie dazu beitragen können. Manchmal sind sie zu sehr mit ihren eigenen Sorgen und Problemen beschäftigt, oder ihre Wünsche für die Kinder stimmen nicht mit denen überein, die diese selber hegen.

Im Laufe der Zeit verrichten die Eltern ihre Erziehungsarbeit mehr oder weniger gut, indem sie das, was ihre Kinder tatsächlich sind, was sie ihrer Ansicht nach sind und wie sie sie gerne hätten, irgendwie mit den Erinnerungen an ihre eigene Kindheit und bestimmten Erziehungsmethoden in Einklang bringen. Das ist eine große Kunst, die nicht immer gelingt, vor allem nicht in traumatisierten Familien. Eltern und Kinder sind in einem System gefangen, an dem sie Anteil haben, das ihrer Kontrolle aber entzogen ist durch eine Art Beeinflussung, die keinem von ihnen wirklich bewusst ist.

---

72 Dank der Untersuchungen von Rosenthal und Jacobson (1968) weiß man, dass allein die Tatsache, dass man ein bestimmtes Verhalten von einer Person erwartet (erst recht, wenn es sich um ein Kind in einer Familie handelt), diese ausreichend beeinflusst, damit sie dieses Verhalten tatsächlich annimmt, inklusive einer Steigerung des IQ. Das ist der sogenannte Pygmalion-Effekt. Umgekehrt wirkt es sich negativ auf die Leistungen eines Kindes aus, wenn man erwartet, es sei inkompetent.

9 Die Weitergabe durch Beeinflussung im Alltag

Wir beginnen hier mit einer offenkundigen Tatsache: Glückliche und liebevolle Eltern sind eine gute Unterstützung für die Entfaltung ihrer Kinder, wenn die Gesellschaft dies zulässt. Dagegen ist eher unwahrscheinlich, dass Eltern mit einer Angststörung, mit Verhaltensauffälligkeiten oder Beeinträchtigungen der Erinnerungsfähigkeit ihren Kindern Glück, Gelassenheit, Entdeckergeist oder Experimentierfreude vermitteln können. Die Verhaltensweisen der Eltern sind Vorbild für ihre Kinder und implizieren Wertvorstellungen, viel mehr als dies durch Worte oder Moralpredigten möglich ist. Ein Kind leidet unter einem negativen Umfeld, unabhängig davon, ob es die angebotenen oder aufgezwungenen (Wie kann man von einem Elternteil geliebt werden, wenn man es als Vorbild ablehnt?) Modelle übernimmt oder nicht. Mit Mathias und später Michèle werden wir zwei Kinder kennenlernen, die sich mit dem unangemessenen Sexualverhalten ihrer Eltern auseinandersetzen müssen.

Schädliches Umfeld

Ein junger Triebtäter

Jeanne ist Angestellte in einem großen Unternehmen und seit zwei Jahren mit Nadine verheiratet, einer Sekretärin und Mutter von zwei Kindern: Mathias (14 Jahre) und Madeleine (10 Jahre). Die Kinder leben bei den beiden Frauen und verbringen jedes zweite Wochenende bei ihrem Vater, der wieder geheiratet hat. Die Beziehung zwischen den Eltern von Mathias und Madeleine ist schlecht. Und was die Situation in ihrem Zuhause betrifft, so bezeichnet Jeanne sich selbst als »Sauberkeitsfanatikerin«, Unordnung und Schmutz im Haus bringen sie auf die Palme. Sie beklagt sich darüber, dass sie ständig nur mit Putzen und Aufräumen beschäftigt sei. Aber das helfe nichts, die Kinder machten sofort alles wieder schmutzig und richteten Chaos an. Nadine übrigens auch, aber Jeanne regt sich vor allem über die Kinder auf, denen sie immer wieder erklärt, wie sie sich verhalten sollen – die aber nicht hören.

Im Laufe der Gespräche beschäftigen wir[73] uns genauer mit dieser Unsauberkeit, und Jeanne fragt sich, wie es sein kann, dass die Kinder,

---

73 Wir sind zu zweit bei diesen Gesprächen.

die jeden Abend duschen, am nächsten Morgen so »stinken«. Eines Tages beschließt sie, nach oben in ihre Zimmer zu gehen. Bisher hatte sie sich dies untersagt, denn das sei die Angelegenheit ihrer Mutter und sie wolle nicht deren Rolle übernehmen. Dabei entdeckt sie, dass die Zimmer, die erst drei Jahre zuvor renoviert wurden, heruntergekommen und schmutzig sind. Die Bettlaken sind zerrissen, und in Mathias Zimmer findet sie Urinflaschen. Jeanne ist außer sich vor Wut auf die Kinder, die nichts respektieren und überhaupt nicht anerkennen, was man alles für sie tut. Ich wundere mich, dass die Mutter offenbar während der drei Jahre, die sie in dem Haus wohnen, nie die Zimmer der Kinder betreten hat. Und ich frage: »Sie werfen einem kleinen Mädchen (Madeleine war 7, als Sie hier eingezogen sind) vor, dass es sein Zimmer nicht putzt? Dass es seine Bettlaken nicht wechselt? Wer soll es ihm denn beigebracht haben? Wer hat es ihm gezeigt? Hat niemand bemerkt, dass die Laken nie gewaschen wurden? Drei Jahre lang?«

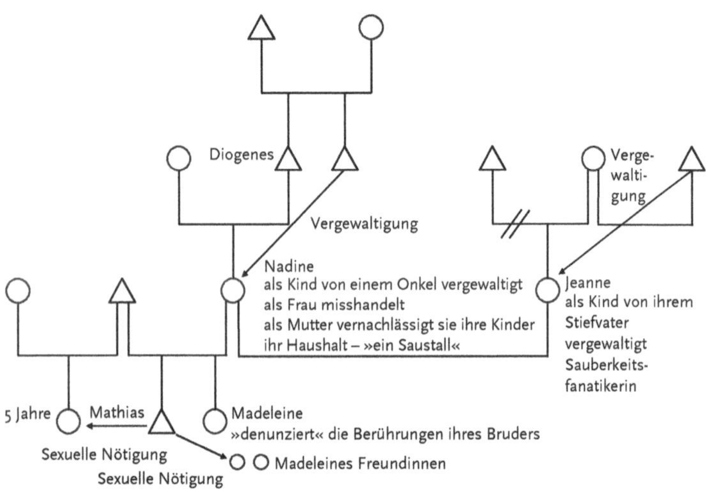

Abb. 12: Mathias, ein junger Triebtäter

Uns wird klar, dass die Kinder sowohl Streicheleinheiten als auch Anweisungen erhalten, aber niemand ihnen etwas zeigt oder beibringt. Weder die eine (nicht dazu in der Lage) noch die andere (angeblich nicht ihre Aufgabe) der beiden ansonsten sehr liebevollen Frauen hat die Kinder in irgendeiner Weise bei dem Prozess begleitet, die hygienischen Grundregeln zu erlernen.

Nadines Vater stirbt. Jeanne und Nadine, die ihn lange nicht besucht hatten, entdecken bei dieser Gelegenheit Urinflaschen in einem bunt zusammengewürfelten, riesigen Berg von scheußlichem Gerümpel. Sah ganz nach einem Diogenes-Syndrom aus[74] ... Sie räumen das Haus aus und putzen gründlich. Zu Hause angekommen, finden sie dort alles so chaotisch und schmutzig vor, wie sie es zurückgelassen hatten. Die Verbindung zwischen der Krankheit des Großvaters und Nadines Unfähigkeit aufzuräumen und zu waschen, fällt ihnen nicht auf. Jeanne ist offenbar nicht bewusst, dass die Kinder das Vorbild ihrer Mutter nachahmen. Es stimmt sie allerdings nachdenklich, dass sie im Zimmer von Mathias Urinflaschen gefunden hat wie bei seinem Großvater.

Dann werden die Dinge kompliziert: Der Vater schaltet sich ein und verlangt von Nadine, die beiden Frauen sollten »Mathias in Ruhe lassen«, denn der beklage sich darüber, dass er im Haus ihre Putzfrau spielen soll. Die Frauen sind erstaunt, und beide Parteien – wenn ich das so ausdrücken darf – sprechen sich aus und kommen einander näher, weil sie angesichts von Mathias' Lüge besorgt sind. Jeanne versteht nicht, dass Mathias, der »doch alles hat« (ihre eigenen Eltern waren sehr arm), solche Lügen verbreitet, denn man entdeckt noch weitere.

Ich gebe zu bedenken, dass die Scheidung seiner Eltern und das Zusammenleben mit zwei Frauen, die miteinander verheiratet sind, in einem Haus, in dem permanent zwei einander widersprechende Vorstellungen von Ordnung und Sauberkeit aufeinanderprallen, eine komplizierte Situation für einen Jugendlichen darstellen, die teilweise das Verhalten von Mathias erklärt.

Einige Zeit später ist Jeanne erneut ausgesprochen wütend auf Mathias, denn Nadine hat auf seinem Mobiltelefon pornografische Bilder und Nachrichten gefunden, darunter unanständige und abwertende Beleidigungen, die sie selbst betreffen. Als er von der Schule nach Hause kommt, verpasst sie ihm eine kräftige Ohrfeige und erteilt ihm Fernseh- und Handyverbot. Vater und Mutter rücken noch näher zusammen, da beide das Verhalten von Mathias verurteilen, sie sind schockiert: Wie kann er sich derart benehmen?

Wie war es möglich, dass Mathias sich zu so einem »abscheulichen Rotzbengel« entwickelt hat, wie die Eltern ihm vorwerfen – wo doch

74 Das Diogenes-Syndrom ist dadurch gekennzeichnet, dass jemand nichts wegwerfen kann und unnütze Dinge ansammelt, die manchmal sehr schmutzig sind. Häufig wird auch die eigene Körperpflege vernachlässigt.

Pornozeitschriften überall offen herumlagen, der Vater grob war und sexuelle Gewalt ausübte, der die Mutter sich unterwarf …

Eines Tages erzählt Madeleine, ihr Bruder habe eine ihrer Klassenkameradinnen »berührt«, und auch die 5-jährige Mariette, die Tochter seines Vaters und dessen neuer Partnerin. Die Eltern sind empört. Was sollen sie mit diesem Sohn nur machen? Der Vater weigert sich, weiter dessen Schulgeld zu zahlen (Mathias ist ein ausgezeichneter Schüler), Jeanne erträgt seinen Anblick nicht mehr (sie ist selbst im Alter von 13 bis 16 Jahren von ihrem Stiefvater vergewaltigt worden), und Nadine sagt, sie werde mit Mathias in ein Hotel ziehen, da er ihr Sohn sei.

Jeanne ist völlig aus dem Gleichgewicht und bittet um einen Gesprächstermin zusammen mit Nadine. Als wir uns treffen, ist Jeanne sehr angespannt. Nadine dagegen erzählt lächelnd, als handele es sich um einen guten Witz. Meine Güte, ja, Mathias habe »Mist verzapft« und sie sei mit ihm zur Polizei gegangen, um ihm eine Lektion zu erteilen. Er sei mit dem Schrecken davongekommen, die Angelegenheit werde offenbar ad acta gelegt. Jeanne rutscht unruhig auf ihrem Stuhl hin und her. Wir erklären Nadine, dass Vergewaltigung eine Straftat ist, auch wenn es sich bei dem Täter um einen Jugendlichen handelt und die Angriffe sich auf kleine Mädchen aus dem näheren Umfeld richten. Wir teilen ihr mit, dass wir Anzeige erstatten würden, wenn die Sache keine Folgen hätte.

Jeanne weint, die beiden Frauen halten sich an den Händen, und dann – endlich – redet Nadine: Sie selbst ist als Kind und Jugendliche von einem Onkel vergewaltigt worden. Sie hat geheiratet und ihr Mann hat sie misshandelt. Sie hat das hingenommen, bis sie Jeanne kennenlernte.

Das Sich-gehen-lassen, die Unordnung, der Schmutz und die Vernachlässigung der Kinder werden nun eher verständlich. Häufig sind dies Hinweise darauf, dass eine Gewalttat begangen wurde, die so heftig war, dass das Opfer jegliche Selbstachtung verloren hat und sich mit demselben Ekel betrachtet wie das, was ihm angetan wurde. Da es nicht beschützt wurde (manchmal wird dem Opfer nicht geglaubt oder die Eltern werfen ihm sogar vor, es habe es selbst darauf angelegt), ist es unfähig, die eigenen Kinder zu beschützen. Es kann sie sogar in Gefahr bringen, wie es dies selbst erfahren hat. Die Vernachlässigung kann dem Sohn allerdings auch signalisieren, unangemessene sexuelle Verhaltensweisen seien ihm erlaubt.

Im Laufe der nächsten Sitzung teilt Jeanne uns mit, dass Nadine die Kinder unbeaufsichtigt lasse, wenn sie Einkäufe zu erledigen hat –

trotz der Warnungen von unserer und von ihrer Seite, und trotz der Angst, die Madeleine zum Ausdruck gebracht hat. Es wurde kein Betreuer für Mathias gestellt, obwohl das Jugendamt dies angekündigt hatte. Die Frauen organisieren für die kleine Madeleine eine psychotherapeutische Behandlung. Welche Auswirkungen muss es auf ein kleines Mädchen haben, wenn es die pornografische Gewalt und den schamlosen Machismo seines Vaters erlebt, der die Mutter misshandelt? Dann deren Passivität? Und jetzt die Angst, mit einem Bruder allein gelassen zu werden, dessen Verhalten sie denunziert hat? Verantwortlich dafür zu sein, dass dieser Bruder eventuell irgendwo untergebracht wird, was weder er noch die beiden Frauen wollen?

Während sie darauf warten, dass das Jugendamt eine Entscheidung trifft, wie es mit Mathias weitergehen soll, melden die beiden Frauen sich und die Kinder bei einer Familientherapie an. Sie bemühen sich darum, dass auch der Vater teilnimmt. Außerdem hat Jeanne mit einer individuellen Psychotherapie begonnen.

Abgesehen von Mathias' familiärem Umfeld – seine Mutter und sein Vater lebten in einer perversen Opfer-Täter-Beziehung, Sexualität spielte sich vor den Augen der Kinder ab –, gab es zahlreiche weitere Faktoren, die ihn offenbar zwangsläufig in die sexuelle Gewalttätigkeit getrieben haben: Seine Mutter zog zu einem Zeitpunkt mit einer anderen Frau zusammen, als er gerade in die Pubertät kam und sich mit seiner erwachenden Männlichkeit auseinandersetzen musste. Es gab weder Unterstützung noch Erziehung, er war verzweifelt, seine Hilferufe wurden ignoriert. Ist er als Sohn einer vergewaltigten Frau und eines Mannes, der sein Geschlechtsteil als Waffe gegen seine Frau einsetzt, nicht auch ein Opfer? Welche Vorbilder hatte er? Welche Optionen?

War es Rache? Der Wille, seine Mutter da zu treffen, wo er ihr den größten Schmerz zufügen konnte? Erotisch-sadistische Träumereien? Ein Hilferuf? Man könnte an eine Art perverse Veranlagung denken, die tief in der Familiengeschichte verborgen liegt, denn abgesehen von dem Umfeld, das seine Eltern geschaffen haben, hat Mathias keine sexuelle Gewalt erfahren. Seine Beweggründe sind sicher eine Mischung aus alldem, ein Teil ist aber auch seine persönliche Entscheidung. Jüngere Studien zu der Frage, was Sexualverbrecher antreibt (Stéphane 2018), zeigen tatsächlich, dass ihre Tat das Ergebnis einer langen Vorbereitung ist: Wenn niemand einschreitet, verläuft die Entwicklung des späteren Angreifers von der Lüge zur Straffälligkeit, von der Straffälligkeit zur sexuellen Nötigung. Und wie jeder Triebtäter wird er sich Opfer suchen, die schwächer sind als er.

Das Beispiel von Michèle zeigt dagegen, dass man unter ähnlichen Bedingungen auch andere Lebenswege einschlagen kann.

Das hässliche Entlein[75]

Ein Vater, der Alkoholiker ist, und eine Mutter, die nach ihrer Scheidung Liebhaber empfängt, während ihre Kinder vor der Haustür warten müssen, oder die in der Küche vor aller Augen Oralsex praktiziert. Ein älterer Bruder, der sie »regelmäßig berührt hat«, als sie 6 Jahre alt war ... Die inzwischen 60-jährige Michèle hat ihre Scham und ihre Angst vor meinem verurteilenden Blick überwunden und vertraut mir an, dass das Schlimmste von allem für sie der Tag war, als sie im Alter von 10 Jahren ein 6-jähriges Mädchen »unsittlich berührt« hat. Sie hat sich das nie verziehen. Heftiges Schluchzen erschüttert ihren Körper, vor lauter Scham und Kummer. Sie sagt, für sie sei dieses Fehlverhalten von ihrer Seite schlimmer als die selbst erlittene Vergewaltigung.

Ich erinnere sie daran, in welchem Umfeld sie damals lebte, was sie ertragen musste, dass ihre Eltern und ihr Bruder schlimme Vorbilder waren und dass der Schock über diese impulsive Geste sie gelähmt und einen Neuanfang verhindert hat. Dieser Wechsel der Perspektive verunsichert sie. Sie sagt, dass sie als Lehrerin und Mutter immer darauf geachtet hätte, die Kinder voreinander und vor sich selbst zu schützen. Aber das ist für sie kein Trost.

Ich schlage ihr die schöne Übung des Ho'Oponopono vor.[76] Sie übernimmt gleich die vier zentralen Mantras »Es tut mir sehr leid. Bitte vergib mir. Danke. Ich liebe dich«, passt sie an die Situation an, wie sie sie erlebt hat, und richtet sie an das kleine Mädchen, das inzwischen sicher bereits Großmutter ist. Die Worte für das entsprechende Gebet an sich selbst zu formulieren, fällt ihr deutlich schwerer.

Am Ende unseres Gesprächs erkennt Michèle, dass das kleine Mädchen, das sie angegriffen hat, auch sie selbst war, und dass sie der Scham der kindlichen Täterin noch die Scham des kindlichen Opfers hinzufügte.

---

75 *Das hässliche Entlein* ist ein Märchen von Hans Christian Andersen: Das einzige graue, nicht sehr ansehnliche Exemplar in einer Brut von gelben Entenküken entpuppt sich später als schöner Schwan.

76 *Ho'Oponopono* ist ein hawaiianisches Vergebungsritual, das darauf beruht, dass man entweder konkret oder in Gedanken um Vergebung bittet für das Leid, das man jemandem zugefügt hat, auch wenn dies ohne Absicht geschah oder es einem in dem Moment nicht bewusst war.

Doch ihre »unsittlichen Berührungen« tauchen weiterhin häufig in ihrer Erinnerung auf. Indem sie sich wegen dieses Verhaltens Vorwürfe macht, quält sie sich selbst, durchlebt immer wieder die Scham über ihre schändliche Handlung und verharmlost jene, deren Opfer sie selbst geworden war. »Ein Opfer fühlt sich immer schuldig«, sagt die Psychotherapeutin Hélène Romano, die sich auf Menschen mit seelischen Verletzungen spezialisiert hat (Romano 2013).

Vor Kurzem war Michèle auf einer Familienfeier eingeladen, und es ergab sich zufällig, dass sie ihrem Bruder gegenübersaß. »Ich fühlte mich sehr unwohl«, erzählt sie mir. »Es war das erste Mal, dass ich ihm bei einer solchen Gelegenheit begegnete. Ich tat so, als ob nichts wäre, aber in der darauffolgenden Nacht schlief ich sehr unruhig, wie mein Mann mir erzählte. Ich antwortete ihm: ›Ich weiß auch, warum‹, ohne weitere Erklärungen.« Und sie fährt fort: »Bis dahin hatte ich immer geglaubt, ich hätte irgendetwas getan, um meinen Bruder zu diesen Berührungen zu ermuntern. In dieser Nacht habe ich mich gewehrt, und mir ist klar geworden, dass ich gegen ihn gekämpft habe. Ich wusste plötzlich, dass ich das, was er mir angetan hat, niemals wollte. Seitdem sind meine Kopfschmerzen verschwunden.« Nach kurzem Schweigen fügt sie hinzu: »Aber trotzdem, ich hätte mich wehren können!« »Mit 6 Jahren?«, frage ich sie. »Gegen einen 15-Jährigen?« Sie seufzt.

Die Opfer von Gewalttaten leiden häufig unter der fixen Idee, sie hätten das, was ihnen widerfahren ist, selbst provoziert – vor allem, wenn ihr familiäres und soziales Umfeld sie in dieser Überzeugung bestärkt. Menschen, die ein Attentat oder ein Blutbad überlebt haben, verstärken ihren posttraumatischen Stress oft noch dadurch, dass sie sich nach dem Schock selbst anklagen: »Warum habe ich überlebt und er oder sie nicht? Ich habe ihm nicht geholfen ...« Man spricht dann vom sogenannten Überlebensschuld-Syndrom.

Die kollektiven Gewalttaten, die bestimmte gesellschaftliche Gruppen erlitten haben, sind schwer auszulöschen. Kriege, die Schoah, Hinrichtungen, Attentate. Es gibt kaum Familien in Frankreich, die nicht von den Verwüstungen des Ersten und dann des Zweiten Weltkrieges, des Indochinakrieges, Algerienkrieges, der religiösen Konflikte oder Kämpfe um regionale Unabhängigkeit betroffen waren. Das Opfer gibt Erfahrungen der Verfolgung in anderer Form an seine Nachkommen weiter und beeinflusst dadurch deren Leben.

Postmemory – eine belastende Erinnerung

»Ich habe mich oft gefragt: Was dachte er wohl, als er im März 1943 in den Zug gestiegen ist, der ihn in das deutsche Vernichtungslager Sobibor in Polen bringen sollte?«, schreibt Robert Badinter (2018). »Er« ist sein Vater, Samuel Badinter, der nach Frankreich gekommen war – in die Republik der Menschenrechte –, um den Pogromen in Bessarabien zu entkommen. Das Unternehmen, das er aufgebaut hatte, wurde aufgrund der antijüdischen Gesetze von 1941 enteignet, er selbst im Februar 1943 festgenommen und dann deportiert. Er war 48 Jahre alt und ist nie zurückgekehrt.

Völkermord ist eine besondere Art der Gewalt. Ob die Überlebenden nun darüber reden oder nicht – in beiden Fällen geben sie ihren Schmerz an ihre Kinder weiter. Vor allem, da alle Angehörigen von demselben Schmerz durchdrungen sind und dieser bei jedem Familientreffen wieder auflebt. Das haben wir bei Sarah gesehen.

Die Erinnerung an die Verfolgung ist vor allem deshalb so entsetzlich, da sie bewusst von Menschen durchgeführt wurde, die entschlossen waren, anderen Menschen ihr Recht auf Leben zu verweigern sowie ihre besondere Kultur und Ethnie zu zerstören. Der Schmerz derer, die diese Erfahrung durchlitten haben, ist schwer zu lindern, da zu dem gewaltsamen Tod eines oder mehrerer Angehöriger und Mitglieder ihrer Gemeinschaft noch der Verlust ihres gesamten sozialen und kulturellen Umfeldes hinzukommt, das in einem Sturm des Schreckens unterging: Er vernichtete die Orte, an denen sie gelebt, ihren Glauben und ihre Traditionen gepflegt hatten, die materiellen Stützen ihrer persönlichen und kollektiven Erinnerung – alles, woran sie nach der Zeit der Verfolgungen hätten anknüpfen können, um wieder eine Umgebung der Geborgenheit aufzubauen. Darüber hinaus müssen die Überlebenden mit der Tatsache zurechtkommen, dass ihre Angehörigen auf extrem grausame Weise ums Leben gekommen sind. Dieses Entsetzen ist immer präsent, und damit sind auch die Nachkommen konfrontiert. Die Schoah, der organisierte Völkermord, ist dafür ein schreckliches Beispiel.

Diese Frage nach dem, was die Deportierten erlebt und empfunden haben, quält nicht nur die Angehörigen der Ermordeten, sondern auch ihre Nachkommen, die weder die Schoah miterlebt noch die Verstorbenen gekannt haben: Dieses Phänomen bezeichnet Marianne Hirsch (2013) als *Postmemory*.

Marianne Hirsch ist die Tochter von Eltern, die nach der Deportation ihrer Eltern als Waisen zurückblieben. Sie hat diese besondere Art der Erinnerung selbst erfahren. Es handelt sich um einen schleichenden Prozess, der den Betroffenen noch lange Zeit verfolgt, nachdem das ursprüngliche Ereignis längst abgeschlossen ist. Dies zeigen die Aussagen zahlreicher Kinder und Enkelkinder von Menschen, die die Schoah überlebt haben.

»Der Begriff *Postmemory*«, schreibt sie,

> »bezeichnet die Verbindung der Nachfolge-Generation mit dem persönlichen, kollektiven und kulturellen Trauma, das ihre Vorfahren erlebt haben. Sie ›erinnert‹ sich daran aufgrund von Geschichten, Bildern oder Verhaltensweisen, mit denen sie aufgewachsen ist. Diese Erfahrungen wurden den Nachkommen so eindringlich und mit so viel Emotion weitergegeben, dass sie diesen wie eine eigene Erinnerung erscheinen« (Hirsch 2013).

In besonderen Situationen kann die Erinnerung manchmal Verfolgte in Verfolger verwandeln. Die aktuelle Geschichte liefert dazu zahlreiche kollektive oder individuelle Beispiele, wie etwa Léonard al Andaloussi, den bekannten Dschihadisten.

Anderswo eine bessere Zukunft

Léonard López nennt sich heute Abou Ibrahim al Andaloussi und sitzt zurzeit (2019) in einem Gefängnis in Syrien, während seine Frau und seine Kinder im Internierungslager in Roj untergebracht sind.[77] Der Journalist Allan Kaval hat seine Eltern getroffen, Marc und Suzanne López.[78] Diese stellen fest, dass ihre Enkel heute dasselbe erleben, was sie selbst, ihre Eltern und auch ihre Großeltern erlebt haben: Bombenangriffe, ein Leben in verwüsteten Städten, dann in Lagern, Hunger, Angst – immer nur Leid und Gewalt, von einer Generation zur nächsten.

Der Familienstammbaum von Léonard López spiegelt ein Jahrhundert europäischer Geschichte wider: Generationen von Männern und Frauen wurden durch Armut, Krieg und Pogrome ins Exil getrieben, um dann in dem Land, das ihnen Asyl gewährt hat – Frankreich –, erneut mit Krieg und der Schoah konfrontiert zu werden.

Von väterlicher Seite: ein Großvater spanischer Herkunft, der nach Algerien emigrierte und »aufgrund der Begegnung mit einem spani-

77 Er wurde im Mai 2019 zum Tode verurteilt, aber das Urteil wurde nicht vollstreckt (aktuelle Ergänzung auf Wunsch von Barbara Couvert; Anm. d. Übers.).
78 *Le Monde*, 1. April 2019.

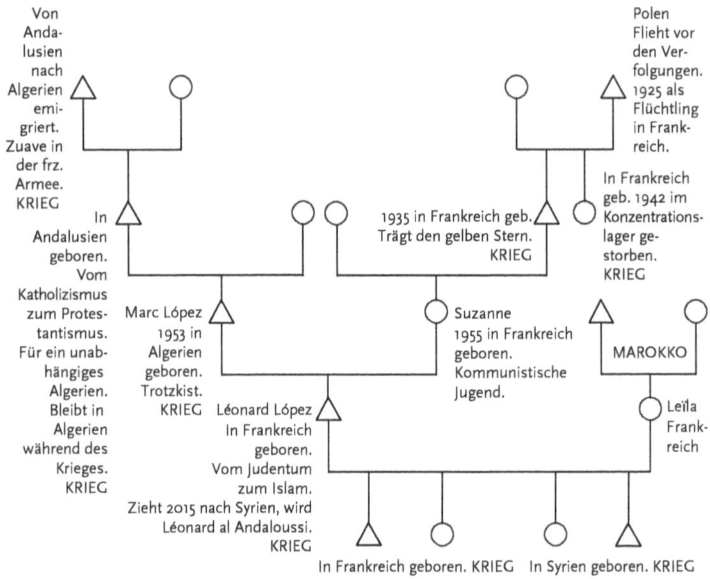

Abb. 13: Anderswo eine bessere Zukunft

schen Republikaner« vom Katholizismus zum Protestantismus konvertierte. Als Anhänger des »algerischen Algeriens« war er in Algerien so weit in Sicherheit, dass er während des Krieges und auch danach noch dort bleiben konnte. Von mütterlicher Seite: ein jüdischer Großvater polnischer Herkunft, dessen Schwester im Konzentrationslager ums Leben kam. Léonards Eltern haben sich kennengelernt, als der Vater Trotzkist und die Mutter Mitglied der Jungen Kommunistischen Bewegung Frankreichs war. Ihre Familien und ihre Beziehung sind geprägt durch Diversität und ein starkes politisches sowie religiöses Engagement. Léonard setzt sich mit der gleichen Entschlossenheit für seine Ziele ein. Er ist in seiner Loyalität zwischen der mütterlichen und der väterlichen Linie hin- und hergerissen, als müsse er sich für die eine oder die andere entscheiden. Nachdem er sich zunächst dem orthodoxen Judentum zugewandt hatte, wechselte er zum Islam und wurde zum Dschihadisten.

Angesichts der Komplexität all der leidvollen Erfahrungen und Entwurzelungen, die diese Familie durchmachen musste, mit einem jüdischen Großvater, der der Verfolgung entkommen konnte, und einem Großvater spanischer Herkunft, der »in seinem Herzen

> Algerier« war, kehrt Léonard López zu seinem Ursprung zurück: zu einem mystischen Andalusien, mit dem er sich identifiziert, und indem er das Algerien seines Großvaters in den Islam umwandelt – er nennt sich fortan Abou Ibrahim al Andaloussi. Als Dschihadist kann er sicher sein, nicht als Jude verfolgt zu werden. Seit der Verbannung aus Polen einerseits und aus Andalusien andererseits mussten mehrere Generationen Kriege, Bombenangriffe, Verfolgung, Flucht, Konzentrations- oder Flüchtlingslager ertragen. Léonard stürzt sich mit ganzem Herzen in sein neues Leben und reißt seine Familie mit.

Die erlittene Armut, Emigration und Konzentrationslager – all dies ist jedoch keine überzeugende Erklärung für eine solche Entscheidung. So wurde Cédric Herrou, der sich selbst als »Hühnerzüchter« bezeichnet, eher unfreiwillig zum Aktivisten für humanitäre Hilfe. Er erzählt leidenschaftlich von seinem Leben in einem Stadtteil, der den sogenannten Benachteiligten vorbehalten war und wo er seine Kindheit verbracht hat. Und davon, wie sehr ihn seine Familie unterstützt hat, obwohl er nur ein mittelmäßiger Schüler war. Seine Aktion, die Migranten willkommen zu heißen und zu unterstützen, die zu Fuß über die Alpen gekommen waren, für die er mehrfach verfolgt wurde, war zum Teil seiner Dankbarkeit für das Prinzip der Brüderlichkeit geschuldet.[79] Er schreibt:

> »Ich habe mich für die Aufnahme der Geflüchteten entschieden, in Erinnerung an meine italienische Urgroßmutter, die ihr Kind verlor, als sie über die Alpen nach Frankreich floh, und in Erinnerung an meine deutsche Großmutter, die von der Gestapo eingesperrt worden war« (Herrou 2022, S. 254).

In *La fabrique de la radicalité* nennen die Soziologen Laurent Bonelli und Fabien Carrié (Bonelli e. Carrié 2018) Elemente, die ein Verständnis dieser unterschiedlichen Entscheidungen ermöglichen. Sie hatten Zugriff auf anonymisierte Unterlagen von 133 Minderjährigen, die sich radikalisierten und von der französischen Jugendschutzbehörde verfolgt wurden. Sie haben untersucht, welche sozialen Situationen und Ereignisse zu dieser Radikalisierung geführt haben. Ihre statistische

79 Mit seiner Entscheidung vom 6. Juli 2018 billigte der Französische Verfassungsrat »die Freiheit, anderen Menschen aus einer humanitären Absicht heraus zu helfen, ohne Ansehen der Frage der Rechtmäßigkeit des Aufenthalts des Geholfenen auf dem französischen Staatsgebiet«, solange dafür keine Gegenleistung gefordert wird.

Analyse wird ergänzt durch eine qualitative Analyse der Gespräche, die Fachleute mit den Jugendlichen oder deren Familien führten.

Dabei stellten die beiden Soziologen fest, dass diese Jugendlichen zum überwiegenden Teil aus Einwandererfamilien stammen, die gut integriert und nur selten praktizierende Muslime sind. Wie lässt sich dieses scheinbare Paradox erklären? Alle diese Familien wollen eine stabile gesellschaftliche und berufliche Zukunft für ihre Kinder. Dazu setzen sie auf zwei Grundpfeiler – ihre eigene Eingliederung und den schulischen Erfolg ihrer Kinder. Konkret setzen sie ihr Vorhaben dadurch um, dass sie alle Kontakte zu ihrem Herkunftsland abbrechen und sich von ihrer kulturellen Gemeinschaft in Frankreich distanzieren. Der schulische Erfolg der Kinder wird weitestgehend gesichert: Die Eltern kontrollieren die Schularbeiten und den Umgang ihrer Kinder, selbst wenn sie sie dazu von ihren Klassenkameraden und den anderen Kindern im Stadtteil isolieren müssen.

Diese Kinder sind bald gute oder sogar sehr gute Schüler – bis sie aufs Gymnasium kommen. Dort herrschen andere kulturelle Anforderungen, und häufig begegnet man diesen Kindern mit negativen Vorurteilen. Dies verstärkt ihre Isolation und verunsichert sie, die Schulnoten verschlechtern sich daraufhin ziemlich schnell. Damit enttäuschen die Kinder ihre Eltern, gleichzeitig verlieren sie ihr Selbstbewusstsein. Die Hoffnung auf die angestrebte soziale Stellung, die auch die Eltern von ihnen erwarten, schwindet, und sie müssen diese Herabsetzung akzeptieren.

Das Interesse für eine Religion, die ihrem Leben und ihrer Ausgrenzung einen Sinn gibt und gleichzeitig die Möglichkeit bietet, soziale Bindungen zu knüpfen, kann dann dazu führen, dass sie den Koran sehr rigoros auslegen. Der Aufbruch in den Dschihad ermöglicht ihnen eine Flucht aus den familiären Zwängen und vor den Anforderungen sowie aus einer Gesellschaft, die offenbar nichts mit ihnen zu tun haben will.

Ich vereinfache hier eine sehr detaillierte und aussagekräftige Studie, die die potenziellen Folgen eines kulturellen und sozialen Bruchs deutlich herausstellt: Die betroffenen Kinder werden der Erinnerung an ihre Herkunft beraubt und gleichzeitig mit einer Gesellschaft konfrontiert, die ihnen die Eingliederung verwehrt.

Natürlich werden nicht alle Jugendlichen, die diese Erfahrung machen, Dschihadisten. Aber statistisch gesehen teilen alle, die in den Dschihad ziehen, diese Erfahrung. Familiäre und persönliche Besonderheiten spielen zweifellos auch eine Rolle bei dieser Entscheidung.

Abou Ibrahim al Andaloussi und Cédric Herrou zeigen uns, dass Loyalität überraschende und vollkommen unterschiedliche Formen annehmen kann. Aber wie setzt sie sich in uns fest? Wie geraten wir in ihre Netze? Wir haben gesehen, dass sie aus einem Gewebe aus innerfamiliärem Austausch und Erwartungen entsteht. Es wird sich herausstellen, dass sie sich über eine unsichtbare Kommunikationslinie verbreitet.

Die Welt umfasst unendlich viel mehr als das, was wir wahrnehmen, denn die Sinne der menschlichen Spezies funktionieren wie Filter. Die Welt der Tiere ist von der unsrigen weit entfernt. Die Fledermaus beispielsweise, ein Säugetier wie wir, kann in der Dunkelheit sehen, fliegen, sich durch Echoortung räumlich orientieren und ihre Beute finden – das heißt, indem sie das Echo der Laute hört, die sie aussendet. Wir dagegen können diese Laute der Fledermäuse nicht hören. Der Adler kann bis zu einer Entfernung von einem Kilometer sehen und sein Sichtfeld umfasst 240°, also fast das Doppelte des menschlichen Sichtfeldes. Ein Hund besitzt 200 Millionen Riechzellen, wir verfügen nur über fünf Millionen. Außerdem unterstützt die Kultur, der wir angehören, dass wir bestimmte Sinne zu Lasten anderer besonders entwickeln. Wir nehmen in unserer Umgebung das wahr, was nützlich für uns ist und das wahrzunehmen man uns beigebracht hat. Zum Beispiel lernen die Inuit oder Bergbewohner, verschiedene Formen und Eigenschaften von Schnee zu unterscheiden. Seeleute besitzen im Gegensatz zu Festlandbewohnern besondere meteorologische Kenntnisse. Ein enorm großer Teil dieser Welt entzieht sich also unserer Wahrnehmung, weil wir die dazu erforderlichen Werkzeuge nicht entwickelt haben oder weil unsere Erziehung sie blockiert. Viele Menschen glauben auch, dass das, was sie nicht sehen, nicht existiert.

Wir gehen im Allgemeinen davon aus (das entspricht schließlich unserer unmittelbaren Erfahrung), dass die Haut die Grenze unseres Körpers bildet. In Wirklichkeit geht die Reichweite unserer Sinnesorgane – also das, was wir mit unseren Blicken empfangen oder ausstrahlen, die Laute oder Gerüche, die wir wahrnehmen können – über unsere Körpergrenzen hinaus.

Die Reize aus unserer Umgebung werden in elektrische Signale umgewandelt, die von Nervenzelle zu Nervenzelle weiterwandern und schließlich diese Wunder hervorrufen, die wir als Gedanken und Emotionen bezeichnen. Umgekehrt wirken Gedanken und Emotionen auf unseren Stoffwechsel und drücken sich in und durch unseren Körper aus: Wir lächeln, wenn wir glücklich sind; unser Herz klopft, wenn wir uns freuen oder Angst haben; im letzteren Fall kann uns auch der kalte Schweiß ausbrechen oder unsere Beine können wie gelähmt sein; Furcht oder Erschöpfung können dazu führen, dass wir einen besonderen Geruch ausströmen und damit, ob wir wollen oder nicht, Signale an andere aussenden.

»Auf einer Wellenlänge« – die Synchronisierung der Gehirnaktivität

Wenn wir sprechen oder zusammen spielen, ist uns überhaupt nicht bewusst, dass wir dabei Gehirnwellen aussenden und empfangen und dass dabei – dank der Fähigkeit unseres Gehirns, sich »auf dieselbe Wellenlänge mit dem Gesprächspartner zu begeben« – eine unsichtbare Kommunikation stattfindet. Diese gängige Formulierung ist Ausdruck eines Phänomens, das mehrere Forscher wissenschaftlich nachgewiesen haben. Sie haben sich dafür interessiert, was eigentlich genau passiert, wenn zwei Menschen miteinander kommunizieren, wobei sie die Gesprächspartner als Maßeinheit betrachtet haben. Sie haben Testsituationen geschaffen, um zu beobachten, ob sich die Gehirnwellen ihrer Probanden synchronisieren.

Jon A. Duñabeitia und sein Team haben Menschen untersucht, die einander nicht kannten und die jeweils zu zweit belanglose Gespräche miteinander führen sollten.[80] Die Gruppe um Greg Stephens bat jeweils einen Probanden zuzuhören, während der andere ihm eine Geschichte erzählt. Dabei beobachteten die Wissenschaftler eine Synchronisierung der Gehirnaktivität zwischen den beiden Partnern, die abbrach, sobald das Gespräch beendet oder die Geschichte zu Ende erzählt war.[81]

Vanessa Greindl und ihr Team ließen jeweils einen Elternteil mit seinem Kind spielen und beobachteten dabei die Synchronisierung ihrer Gehirnaktivität. Diese brach ab, sobald beide nicht mehr miteinander, sondern gegeneinander spielten. Der Wettbewerb führte dazu, dass die Harmonie zerstört wurde.[82]

80 Baskisches Zentrum für Hirnforschung, Lernen und Sprache.
81 Princeton University.
82 Universitätsklinikum Aachen.

Eine besondere Art der Kommunikation in Situationen von starkem oder chronischem Stress

Die Erfahrungen mit der Synchronisierung, die in Forschungszentren gesammelt wurden, stammen von Menschen, die weder Stress noch Traumata ausgesetzt waren. In diesen Fällen ist die Synchronisierung positiv verlaufen. Aber im täglichen Leben gibt es extreme Stress-Situationen, die unsere mentalen Fähigkeiten steigern und unser Wahrnehmungsvermögen ausweiten können. Eine besondere mentale Kommunikation mit einem anderen Menschen ist möglich, sogar die Wahrnehmung von etwas, das erst noch stattfinden wird. Im Nachhinein kann man sich das gar nicht mehr vorstellen. Aber Schilderungen derjenigen, die das selbst erlebt haben, bestätigen dies: Eine Freundin hatte einen Unfall unverletzt überstanden, obwohl ihr Auto einen Totalschaden hatte. Verblüfft erzählte sie mir, sie hätte während des Unfalls den Eindruck gehabt, »direkt mit dem Verursacher des Unfalls zu kommunizieren«, so als ob sie wirklich mit ihm spräche. Und Professor Devroede berichtet, wie er gerade noch einen Unfall hatte verhindern können, als er einmal am Steuer eingeschlafen war. Seine Frau, die fest auf dem Beifahrersitz eingenickt war, hätte zu ihm gesagt: »Schatz, wir haben gleich einen Unfall.« Sie schlief weiter, aber er war gerade noch rechtzeitig aufgewacht (Schützenberger e. Devroede 2005).

Solche Wahrnehmungen von Gedanken können durch Ängste oder somatische Störungen verursacht werden. Damien beispielsweise hat den stummen Schrei seiner Mutter »gehört« und ihn sich in gewisser Weise so zu eigen gemacht, dass er ihre Angst selbst durchlebte.

Damien wird im Biologieunterricht ohnmächtig

Damien kommt zusammen mit seiner Mutter Évelyne in meine Praxis, ein Notfall: Nachdem er in der Biologiestunde ohnmächtig geworden war – die Schüler sollten ein Hühnerherz zerlegen –, konnte er sich nicht mehr beruhigen. Er hatte Angst, einzuschlafen und nicht mehr aufzuwachen. Während er mir erklärt, was passiert ist, zittert sein Bein, er ringt die Hände und verzerrt das Gesicht.

Ich frage nach Operationen, die bisher bei ihm durchgeführt wurden. Keine, er war allerdings mehrmals im Krankenhaus. Und bei Évelyne? Auch nicht. Erstaunt erinnere ich sie an eine harmlose Operation, die bei ihr durchgeführt worden war. Damien hatte damals große Angst gehabt. Ach ja, stimmt ... Und Damien ist sehr überrascht, dass ich diese Angst erwähne, er selbst hatte sie vergessen.

Wir kommen nicht so recht weiter, da erinnert sich Évelyne plötzlich: »Das war vor zwei Jahren! Ich war operiert worden, alles war gut verlaufen, aber dann kam es zu einer Blutung. Der Notdienst holte mich gerade ab – ich musste erneut operiert werden –, als Damien dazukam. Ich hatte gerade noch Zeit, ihn kurz zu umarmen ...« Sie bricht in Tränen aus: »Als ich ihn umarmte, dachte ich, es sei vielleicht das letzte Mal, vielleicht würde ich nie wieder aufwachen. Und letzte Woche haben wir diesen Chirurgen zum Abendessen eingeladen«, wundert sie sich. »Das war der einzige Termin, den wir finden konnten. Plötzlich wurde uns bewusst, dass diese Operation zu diesem Zeitpunkt auf den Tag genau zwei Jahre her war!« Damien stößt einen tiefen Seufzer aus und entspannt seine Beine.

»Vielleicht würde ich nie wieder aufwachen.« Damien hat diesen Gedanken und die Angst seiner Mutter aufgenommen, als hätte die Intensität dieser Situation des abrupten Abschieds bei einem medizinischen Notfall eine Art telepathische Wahrnehmung ermöglicht. Zwei Jahre später, »ein prägender, markierter Jahrestag«, wird er in dem Moment ohnmächtig, als er selbst operieren soll (ein Hühnerherz), und setzt sogar die Worte um, die seine Mutter nicht ausgesprochen hatte: Er schläft nicht ein, weil er Angst hat, nicht mehr aufzuwachen.

Etwas, das in einer Stress-Situation nicht ausgedrückt wird, hat eine solche Kraft, dass es durch den Kommunikationspartner verstanden wird. Da er jedoch nicht in der Lage ist, den Ursprung dieser »Mitteilung« zu lokalisieren, bringt er sie auf andere Weise zum Ausdruck, etwa als somatische Störung, wie Damien. Dasselbe Phänomen kann auch noch mehrere Generationen später auftreten.

Transgenerationale Somatisierungen

»Wenn ein Arzt einen Patienten fragt, was sein Großvater erlebt hat, hält man ihn natürlich für verrückt. Und dennoch ...«, schreibt Ghislain Devroede (Schützenberger e. Devroede 2005).

Und dennoch ... Manche Krankheiten – natürlich nicht alle – können sich über mehrere Generationen erstrecken: Wir können erkranken aufgrund der Gewalttaten, die unsere Eltern oder unsere

Großeltern erlitten haben, Gewalttaten, von denen sie uns nie etwas erzählt haben.

Irene haben wir ja bereits kennengelernt. Ihr Herzrasen hatte im Alter von 44 Jahren begonnen, genau wie bei ihrer Mutter, wobei ihre Großmutter 1944 mit der schwierigen Situation einer Schwangerschaft konfrontiert war. Der Vater des Kindes war Deutscher und in den Wirren der Befreiung umgekommen. Durch Sandrine haben wir gelernt, dass man Sport treiben und sich gesund ernähren muss. Beides hat sie jedoch nicht vor Panikattacken und Migräneanfällen bewahrt. Eines Tages sprach ich mit ihrer Mutter, die mir anvertraute, dass sie sehr wütend auf ihre eigene Mutter (Sandrines Großmutter) war und dass diese Wutanfälle sich anfühlten als fielen »kleine Blutklumpen aus ihrem Kopf«. Sie ist an einem Schlaganfall gestorben ... Sandrine hat Migräneanfälle und Panikattacken geerbt.

Louise, deren Großmutter ein Trauma erlitten hat, ist an einem Tumor erkrankt – wie bei Damien führte bei ihr ein Gedanke, den die Großmutter in einem Augenblick extremer Angst hatte, zu einer somatischen Störung.

***Tu meurs – tumeur*[83]**

Im Jahr 2017 wurde bei Louise ein gutartiger Tumor entfernt. »40 Jahre später!«, sagt sie. »Ich verstehe das nicht.« Und dann erzählt sie mir Folgendes: »1977 – ich war damals 27 Jahre alt – ist bei mir schon einmal ein Tumor entfernt worden. Er war gutartig, breitete sich aber stark aus. Ich habe lange gebraucht, um mich von dieser Operation zu erholen. Aus meiner Sicht hatten die heftigen Auseinandersetzungen mit meinem Vater zu der Erkrankung geführt. Zwischen uns herrschte eine solche Spannung, dass er mir regelmäßig drohte: ›Denk an den Krug von Soissons! Denk an den Kampf von David gegen Goliath!‹ Ich verstand diese Anspielungen nicht und dachte, er wollte mich umbringen. Ich war total geschockt, das hat mich fertiggemacht. Mein Tumor war die Manifestation der Drohung ›Du stirbst‹, ich bin implodiert.« Und sie fährt fort: »Sehr viel später hat meine Mutter mir erzählt, dass die Zeugung meines Vaters sehr dramatisch verlaufen ist:[84] Während der Hochzeitsnacht – der einzigen Nacht, die das Paar gemeinsam verbracht hat – hatte mein Großvater väterlicherseits, ein

83 Seit Freud weiß man, dass das Unbewusste Wortspiele liebt. *Tu meurs* = »du stirbst«; *tumeur* = »Tumor« (Anm. d. Übers.).

84 Solche Informationen vertrauen sich immer Frauen gegenseitig an. Der Betroffene weiß davon meist nichts.

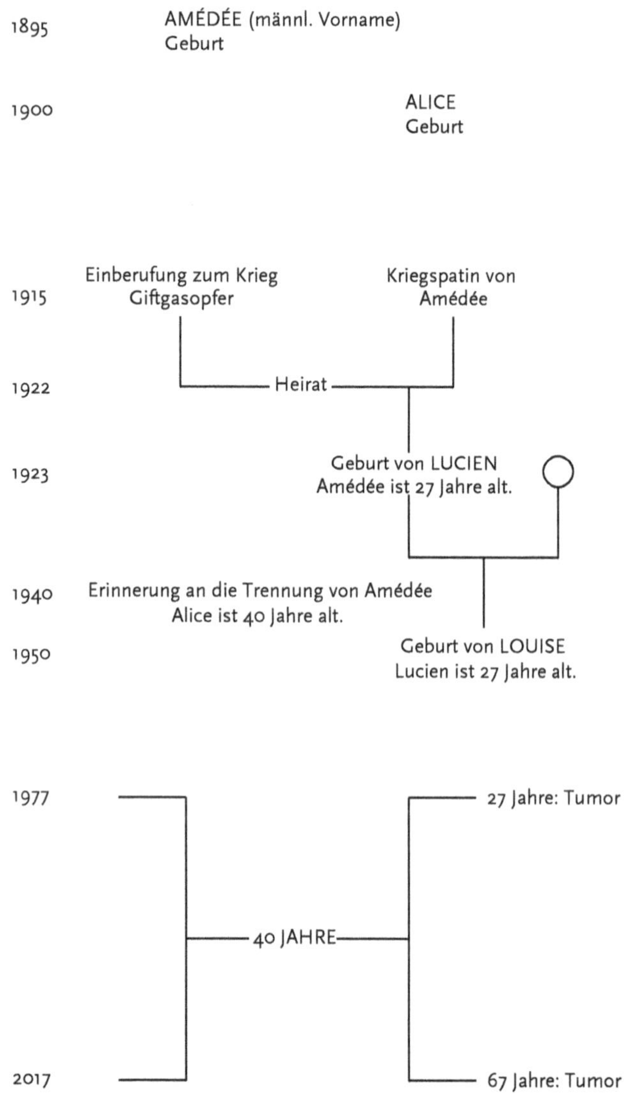

Abb. 14: Tu meurs – tumeur

grand gazé des Ersten Weltkrieges, einen solchen Erstickungsanfall, dass meine Großmutter fürchtete, er würde in ihren Armen sterben. Ob sie wohl dachte: ›Du stirbst!‹?«[85]

Louise erzählt weiter: »Es ist, als hätte mein Vater zum Zeitpunkt seiner Zeugung diesen stummen Schrei seiner Mutter gehört. Als mir klar wurde, dass er etwas wiederholte, das er gehört hatte, das aber nie ausgesprochen worden war, und dass er mir damit auferlegte, mich daran zu erinnern, weil er diese Erinnerung in sich trug, begriff ich, dass seine Worte in Wirklichkeit nicht gegen mich gerichtet waren – und das hat mich von meinem Kummer befreit.«

Und weiter: »Mein Großvater war 27 Jahre alt, als mein Vater geboren wurde; mein Vater war 27 Jahre alt, als ich geboren wurde – und ich war 27 Jahre alt, als bei mir ein Tumor diagnostiziert wurde.« Sie schweigt, fügt dann hinzu: »Aber was soll dieser Rückfall nach 40 Jahren?«

Einige Tage später ruft Louise mich an, um mit mir über die »40« zu sprechen. Ihr ist eingefallen, dass das Jahr 1940 für ihre damals 40-jährige Großmutter ein besonders belastendes Jahr war. Die Zahl 40 brachte hier in ähnlicher Weise etwas zum Klingen wie die 44 bei Irène: Diese hatte den Zusammenhang zwischen ihren Anfällen von Herzrasen im Alter von 44 Jahren und der Angst ihrer Großmutter im Jahr 1944 nicht erkannt, genauso wenig wie Béatrice die Verbindung zwischen der Trauer ihrer Mutter und ihrer eigenen Unfähigkeit, glücklich zu sein.

Wenn solche Zusammenhänge nicht erkannt werden, führt dies zu Wiederholungen. Das gilt auch für Familiengeheimnisse.

Das Familiengeheimnis

Wenn ein Vater Frau und Kinder verlässt, eine junge Frau unverheiratet schwanger wird, ein Familienmitglied an einer Geschlechtskrankheit leidet oder in eine psychiatrische Anstalt eingeliefert wird, so gerät das Familiensystem ins Wanken – und zwar sowohl intern als auch nach außen, denn es droht der Verlust des sozialen Status. Die Familie setzt daher alle Hebel in Bewegung, um Lösungen zu finden und die

85 Als *grand gazé* wurden in Frankreich die Opfer der Giftgasangriffe bezeichnet, die die Deutschen ab 1915 durchgeführt haben. Ihre Lungen waren irreversibel geschädigt.

Ruhe wiederherzustellen. Niemand weiß, wie das funktioniert, und es ist auch nicht möglich. Das Einfachste scheint zunächst, die Sache geheimzuhalten. Also verpflichten die tonangebenden Familienmitglieder alle zum Stillschweigen. Das Problem wird verborgen, sowohl gegenüber Angehörigen als auch gegenüber Fremden. Man grenzt sich gegenüber der Außenwelt zunehmend ab, lügt. Nach und nach baut man für sich und seine Angehörigen ein fiktives Leben auf: Manche ändern ihren Namen, schaffen ein bestimmtes Umfeld (hängen beispielsweise Bilder ihrer Vorfahren auf) oder erfinden Geschichten (wie den Ödipuskomplex). Andere versuchen, die Ähnlichkeit ihrer Kinder hervorzuheben – die ganz offensichtlich nicht existiert –, indem sie sie ähnlich kleiden oder frisieren. Wieder andere brechen den Kontakt zu Freunden und ihrer Familie ab (Couvert 2000).

Jeder hüllt sich in Schweigen und ist einem Gefühlschaos ausgesetzt, in dem sich die Angst vor der Situation mit dem Bedürfnis mischt, ihr zu entkommen; der Angst vor dem Urteil der anderen; der Angst davor, von der Familie getrennt zu werden; der Angst vor Bedrohungen, der Loyalität und der Schwierigkeit, sich der Manipulation zu entziehen. Der fehlende verbale Austausch mit anderen zieht auch ein inneres Schweigen nach sich, jeder unterdrückt seine Emotionen und verdrängt sie. Dieses gegenseitige Einvernehmen über ein kollektives Stillschweigen läuft auf einen »Verleugnungspakt« hinaus: ein unbewusstes Bündnis, das diejenigen miteinander verbindet, die Bescheid wissen, und diejenigen isoliert, die dem zum Opfer fallen.

Die Kinder wissen jedoch Bescheid, ohne dass ihnen dies bewusst ist und ohne zu wissen, *was* sie wissen. Und was sie noch mehr verstört, ist das Bemühen ihrer Eltern, ihnen zu versichern, dass sie sich irren, oder gar die Behauptung, sie seien verrückt. Aber ebenso wie unser individuelles Unbewusstes sich durch Versprecher und Fehlleistungen ausdrückt, kommt auch das Familiengeheimnis auf eine bestimmte Weise zum Vorschein.

Der Zusammenstoß der Generationen

Die Psychoanalytikerin Haydée Faimberg behandelte in ihrer Praxis einen Patienten, der eines Tages die Therapie nicht mehr bezahlen konnte. Er teilte ihr mit, er habe keine »Reichsmark« mehr, nannte also eine Währung, die nicht mehr im Umlauf ist. Seine Eltern hatten sie vor Jahren benutzt, um ihre Familie zu unterstützen, die während des Krieges in Polen geblieben war. Diese hatte das Geld allerdings nie erhalten – es war »gesperrt« worden, da man die Familie umgebracht hatte. Seine Eltern hatten darüber nie gesprochen. Haydée Faimberg (2009) hat dieses Wiederauftauchen einer unbekannten familiären Vergangenheit, das in die Gegenwart einer psychoanalytischen Sitzung hereinplatzte, als »Zusammenstoß der Generationen« bezeichnet und diesen Begriff für das Phänomen beibehalten. Die geheime familiäre Vergangenheit drückt sich aber auch im Alltagsleben der Familien aus und fordert ihr Recht, wie wir gleich sehen werden.

Die Tochter des Teufels

Während meiner Arbeit am »Familiengeheimnis« (Couvert 2000) habe ich zahlreiche Gespräche mit einer jungen Frau geführt, die leidenschaftlich für Australien schwärmte und vorhatte, dort hinzuziehen. Auf dem Gymnasium hatte sie erfolgreich Italienisch gelernt, obwohl ihre Eltern dagegen waren. Sie war in einer Familie praktizierender, strenger Katholiken aufgewachsen, von der sie sich abgelehnt fühlte. Sie kam sich vor wie die »Tochter des Teufels«. Der ständigen Konflikte und Fragen leid, gestand ihr ihre Mutter eines Tages, dass sie nicht »die Tochter ihres Vaters«, sondern die eines Italieners war, den sie leidenschaftlich geliebt hatte – bevor er *nach Australien* aufbrach.

Da sie von ihren Eltern schlecht behandelt wurde, hatte sie die Zurückweisung interpretiert, indem sie deren Denkmuster übernahm: Das elterliche Verhalten ihr gegenüber unterschied sich derart von dem gegenüber ihren Geschwistern, dass die Ursache nur in ihrer Herkunft liegen konnte – sie gehörte nicht zu dieser Familie. Sie hatte recht. Und in einer so streng katholischen Familie konnte das nur bedeuten, dass sie die Tochter des Teufels war.

In *Das andere Mädchen* erzählt Annie Ernaux, was es für sie bedeutete zu erfahren, dass es vor ihrer Geburt eine Schwester gegeben hatte, die gestorben war. »Als Kind«, schreibt sie, »war ich überzeugt, ich wäre die Doppelgängerin eines anderen Mädchens, das an einem anderen Ort lebte.« Etwas später fügt sie hinzu: »Die Eltern eines toten Kindes können nicht wissen, was ihr Schmerz mit dem lebenden Kind macht« (Ernaux 2022, S. 42 u. 47). In *Ein Geheimnis* erzählt Philippe Grimbert (2017), dass er als Kind mit einem imaginären Bruder zusammenlebte …, bis ein Cousin ihm die tragische Geschichte verriet, die seine Eltern ihm verschwiegen hatten. Dadurch erhielt dieser Bruder ein reales Leben und einen realen Tod, was Philippe Grimbert vermutlich davor bewahrt hat, verrückt zu werden.

Es ist, als ob die Initiatoren das Geheimnis in die Tiefe eines Reliefs versenken würden, dessen Umrisse sie zeichnen und das sie mit Schweigen belegen. Schließlich drängen sie es auf psychischem Wege dem Kind auf, das es zum Ausdruck bringt. So wie Mireille ihre Mutter mit dem Chanson *Fils d'assassin* konfrontierte.

Die Initiatoren des Familiengeheimnisses müssen ständig aufpassen, dass es ihnen nicht entschlüpft. All ihre Gedanken, Worte und Handlungen sind von dieser Sorge befallen wie von einem Parasiten. Aber vergeblich kämpfen sie gegen die Schatten und Phantome: Sie drängen sich ihnen auf, und sie wiederum drängen sie ihren Kindern auf. Denn wenn man denkt: »Ich werde auf gar keinen Fall über diesen Italiener sprechen, den ich so geliebt habe oder den sie so geliebt hat!«, und man alles eliminiert, was an diese Lebensphase und an Italien erinnert, so wird Italien zu einem »Schwarzen Loch«, das die junge Frau anzieht, auf der das Geheimnis lastet, ohne dass sie weiß, um was es sich handelt. Sie sagt also: »Ich will Italienisch lernen.« Was Mireille betrifft, so »hört« sie, wenn ihre Eltern weder vom Großvater noch von der Strafkolonie reden, aber ständig daran denken müssen, und sagt zu ihrer Mutter: »Hör dir mal dieses Chanson an, *Fils d'assassin*!« und »Die *Conciergerie* ist schön«.

In diesen Beispielen »sprach« das Geheimnis, obwohl diejenigen, die es zum Ausdruck brachten, seine Bedeutung nicht verstanden. Noch viel tiefgreifender kann das Ungesagte selbst den Körper der Nachkommen treffen, die zum Zeitpunkt des Unglücks noch gar nicht geboren waren, wenn die Worte der Trauer oder des Traumas nicht ausgesprochen oder gehört werden konnten. Ihr Körper wird dann gleichzeitig zum Auffangbecken und Ausdrucksmedium der Traumatisierung.

Es ist schwer, sich einzugestehen, dass man etwas hören kann, das nicht ausgesprochen wurde. Wie sollten wir dessen Bedeutung erfassen können? Telepathie? Kommunikation von Unbewusstem zu Unbewusstem? Vielleicht. Es gibt jedenfalls wissenschaftliche Entdeckungen aus jüngster Zeit, die diese unsichtbare Übermittlung beleuchten. Diese Phänomene stützen sich auf Besonderheiten unserer Physiologie, vor allem auf die Spiegelneuronen.

Die Spiegelneuronen

Fatoumata kauft ein ...

Ich leitete in einem Pariser Vorort einen Integrationskurs für langzeitarbeitslose Frauen, darunter waren auch Frauen aus dem Senegal. Eine von ihnen war Fatoumata, die im Gegensatz zu den anderen Kursteilnehmerinnen Analphabetin war. Nun aber hatte die senegalesische Gemeinschaft sie dazu bestimmt »einkaufen zu gehen«, also in Europa preisgünstig das zu kaufen, was es in Creil nicht gab. Das nahm viel Zeit in Anspruch, denn Fatoumata fuhr von Creil aus nach England, Belgien, in die Niederlande und dann nach Deutschland. Damals (1988) hatte jedes europäische Land noch seine eigene Währung. Fatoumata reiste allein, natürlich ohne Liste, und tauschte ihr Geld in die entsprechenden Währungen um. »Sie hat sich nie verrechnet«, bestätigten mir die anderen Frauen der Gruppe. Als ich sie fragte, wie sie das gemacht habe, antwortete sie: »Ich kann das.« Ja, aber wie hatte sie das gelernt? »Indem ich meine Mutter angeschaut habe.« Indem sie ihre Mutter angeschaut hat! Das ist nicht jedem gegeben. Ich habe ihr geglaubt. Und ich habe mich lange gefragt, wie das möglich war, und mir gesagt, dass unsere Erziehung uns viele Fähigkeiten vorenthält.

Die Spiegelneuronen wurden im Jahr 1996 entdeckt. Giacomo Rizzolatti, Neurologe an der Universität Parma, erforschte damals das Verhalten der Makaken. Dabei fiel ihm Folgendes auf: Wenn ein Makake einen Artgenossen beispielsweise dabei beobachtet, wie dieser eine Banane nimmt, um sie zu essen, werden die Neuronen, die der Handlung »Banane nehmen und essen« zugeordnet sind, auch bei dem beobachtenden Makaken aktiviert – selbst wenn er regungslos sitzenbleibt.

Alle Säugetiere, und wahrscheinlich auch die Vögel, sind mit diesen außergewöhnlichen Neuronen ausgestattet, die aktiv werden, egal welches Sinnesorgan benutzt wird. Das Besondere ist, dass sie nur dann aktiv werden, wenn die Bedeutung der ablaufenden Handlung zuvor verstanden wurde, also wenn der Beobachter die Absicht der Handlung erkennt. Diese Neuronen ermöglichen es, »den konkreten intentionalen Ablauf unmittelbar zu erfassen« (Rizzolati e. Sinigaglia 2008, S. 119). Und zwar *jeder* Handlung, einschließlich der entsprechenden Mimik! Wenn die Geste oder die Bewegung kein erkennbares Ziel haben, bleiben die Spiegelneuronen im Ruhezustand.

Mit anderen Worten: Wir verstehen innerlich, intuitiv und mit unserem Körper den Sinn einer Handlung oder einer Mimik, ohne dass Worte notwendig wären. Das erklärt zum Teil, warum der Widerspruch zwischen den geäußerten Worten und dem, was unterschwellig verstanden wird, so beunruhigend ist. Vor allem, wenn sie von Menschen ausgesprochen werden, die uns besonders wichtig sind.

Um die Absicht zu erkennen, die einer Geste oder einer Mimik zugrunde liegt, greifen die Spiegelneuronen auf eine Art Katalog zurück, der zuvor aufgezeichnet und durch Lernen erworben wird. Dieses Lernen findet sehr früh statt, denn bereits Säuglinge sind offenbar in der Lage, Absichten zu erkennen. Der Katalog enthält sowohl Gesten und Handlungen (einen Apfel nehmen, um ihn zu essen; lächeln oder das Gesicht vor Ekel verziehen) als auch Einschätzungen von Empfindungen (Abneigung, Leidensdruck). Sie ermöglichen uns zu verstehen, was andere empfinden.

Die Synchronisierung der Gehirnwellen und Spiegelneuronen sind die Stützen einer Form von Telepathie. Und es gibt sicher andere, die wir noch nicht kennen. Jeder dieser Vektoren, über den die Erinnerung an das Trauma weitergegeben wird, spielt eine Rolle, keiner ist allein ausschlaggebend. Sie können sich gegenseitig verstärken oder aber einander entgegenwirken und auf diese Weise die persönliche Resilienz ermöglichen und – manchmal ganz spontan – auch eine Heilung der Familie. Viele der Geschichten, die ich erzählt habe, sind ziemlich dramatisch, denn sie wurden im Verlauf psychotherapeutischer Gespräche mitgeteilt. Dass spontane Heilung und transgenerationale Resilienz möglich sind, entdeckt man eher in ungezwungenen Gesprächen mit Freunden.

10 Heilung und Resilienz

Manche Menschen finden in sich selbst die psychische Widerstandskraft, mit deren Hilfe sie katastrophale Situationen überleben können. Das ist mit *Resilienz* gemeint. Die Familie verfügt über dieselben heilenden Fähigkeiten, um ihre traumatische Erinnerung zu überwinden. Sie kann sich auf die Entscheidung einiger Familienmitglieder stützen, die Unterdrückung eines scheinbaren Schicksals zu verweigern, ein liebevolles Umfeld zu schaffen und Ressourcen außerhalb der Familie zu finden.

Resilienz

Boris Cyrulnik, der von seinen Eltern 1942 im Alter von fünf Jahren in ein Internat geschickt wurde, um ihn vor den antisemitischen Gesetzen zu schützen, der sich verstecken musste, 1944 einer Massenverhaftung entkam, sich bis zur Befreiung erneut verstecken musste und schließlich Psychiater wurde, weiß sicherlich, wovon er spricht, wenn es um das Thema Resilienz geht. Er hat den Begriff folgendermaßen definiert: »Es handelt sich um einen biologischen, psychoaffektiven, sozialen und kulturellen Prozess, der es ermöglicht, sich nach einem psychischen Trauma weiterzuentwickeln« (Cyrulnik e. Gérard 2012). Ein komplexer Vorgang also, der umso besser gelingt, wenn der Betroffene gleichzeitig biologische und psychische Ressourcen aktivieren und sich auf ein liebevolles Umfeld in der Familie und im Freundeskreis stützen kann. Oder aber auf einen Lebensentwurf, der ihm hilft, das Erlebte hinter sich zu lassen. So wie bei Nelson Mandela, Jorge Semprún, Simone Veil und … Monique.

Monique, vom Kongo nach Cherbourg

Nachdem ihr Ehemann von Milizen getötet worden war, wurde Monique festgenommen, geschlagen und mehrfach vergewaltigt, ehe sie mit ihrem Baby unter abenteuerlichen Bedingungen aus dem Kongo nach Frankreich gelangte. Während sie die Entscheidung über ihren Asylantrag abwartete, nahm sie Kontakt auf zu einem Verein, der sich zum Ziel gesetzt hat, Opfer von Vergewaltigungen zu betreuen. Sie erzählt uns nur einen Teil von dem, was ihr zugestoßen ist, aber ihre

Angst und ihre Anspannung sind dabei so intensiv, dass man sie mit Händen greifen könnte. Durch ihre Flucht hat sie das Leben ihres Sohnes gerettet, nun muss sie für seine Sicherheit und seine Zukunft sorgen. Das ist nur in Frankreich möglich, denn sie weiß, dass es für sie und ihren Sohn den Tod bedeuten würde, wenn man sie zurück in den Kongo schickte. Eines Tages – endlich! – verkündet sie uns strahlend, dass die französische Behörde für den Schutz von Flüchtlingen und Staatenlosen (OFPRA) sie als Flüchtling anerkannt hat. Ich habe sie danach noch mehrmals getroffen: Sie war sehr dankbar, dass sie in Frieden leben darf und Unterstützung erhielt. Sie hatte angefangen, in einem Unternehmen zu arbeiten, das sich für die Eingliederung von Flüchtlingen engagiert, und war glücklich darüber, dass ihr Sohn in der Schule gut vorankam. Sie bedauerte »nur«, dass sie ihrer Familie im Kongo keine Nachrichten zukommen lassen und auch von dort keine empfangen konnte.

Monique war mit der Brutalität des Krieges konfrontiert. Während ihrer Flucht, und auch heute noch, wird sie von der zwingenden Notwendigkeit getragen, ihrem Kind eine sichere Zukunft zu gewährleisten. Emma dagegen musste mit einer Familie, die durch zahlreiche tödliche Unfälle und Selbstmorde belastet war, eine Familie aus »schweigsamen« Menschen zusammenstellen – die Familie Lazare, in der und mit der zu sprechen sie sich mittlerweile entschlossen hat.

Deuil d'œil[86]

»Es ist schwer, ein Auge zu verlieren«, sagte der Augenarzt nach der Operation zu ihr. »Ich glaube nicht, dass ich es verlieren werde, das ist psychisch bedingt«, antwortete Emma.

Man muss schon einen starken Willen, Mut und auch gewisse Kenntnisse besitzen, um der Diagnose eines Facharztes zu widersprechen, aber Emma trägt heute weder Augenbinde noch Brille.

Ende Februar 2014 erklärte mir Emma, dass sie am 4. März beruflich eine längere Reise antreten sollte, zu der sie aber keine Lust hatte. Es war eine wichtige Geschäftsreise, doch sie blieb dabei – es passte ihr überhaupt nicht. Als ich sie einige Zeit später wieder treffe, trägt sie eine Augenbinde. Ich erkundige mich, was passiert sei. »Beim Umräumen eines Regals hat sich ein Nagel gelöst, der mir ins Auge geraten ist«, antwortet sie. »Aber das ist nicht so schlimm. Ich bin

86 Diese Überschrift hat Emma gewählt, sie hat diesen Text gelesen. *Deuil d'œil* bedeutet »Trauer des Auges« (Anm. d. Übers.).

sicher, wenn ich gefahren wäre, hätte ich einen Unfall gehabt und wäre jetzt tot.« Ich frage sie, ob sich in ihrer Familie Anfang März einmal irgendetwas Besonderes ereignet hätte. Nein, nichts. Wir verabschieden uns. Plötzlich kommt sie hinter mir her gelaufen: »Doch, da gab es etwas: Der kleine Bruder meiner Mutter ist gestorben, als sie 4 Jahre alt war. Sie sagt immer, dass sie ihn auf dem Motorrad des Arztes habe abfahren sehen. Danach ist er nie mehr zurückgekommen.«

Der Tod des kleinen Bruders auf dem Motorrad hat die Geschwister ihrer Mutter (die bereits durch andere Unglücksfälle angeschlagen waren) und ihre Kinder tief geprägt. Ich fasse hier einen Teil der sehr komplexen und leidvollen Geschichte der Familie Lazare zusammen: Die Geschwisterreihe von Emmas Mutter Bernadette zählt sieben Geschwister: Michel, Jacques, Bernadette, Henri und drei Babys, denen nur ein sehr kurzes Leben beschieden war – Marie-Anne vom 17. November bis zum 21. Dezember 1934, Yves vom 1. Dezember 1935 bis zum 4. März 1936 und Hubert, der am 8. Oktober 1939 geboren wurde und am 11. November starb.[87]

»Bei uns sind die Geburten eine Wiedergutmachung für die Verstorbenen. Wenn man Lazare [Lazarus] heißt, wird man offenbar wiedergeboren: Meine Tochter Marianne ist am 17. November geboren, wie die kleine Marie-Anne. Und am 4. März wurde mein Sohn gezeugt.«[88] Solche Wiedergutmachungen sind auch dringend erforderlich, denn diese Familie muss sehr viele Todesfälle verkraften.

Emmas Onkel Michel hat vier Kinder, die ebenfalls Kinder haben. Er erhängt sich im Alter von 55 Jahren; einer seiner Enkel, der an einem 6. Februar geboren ist, erhängt sich ebenfalls Jahre später an einem 11. November. Ein anderer Enkel stirbt bei einem Motorradunfall. Charles, Henris Sohn, kommt im Alter von 60 Jahren ebenfalls bei einem Motorradunfall ums Leben, »eine Woche vor Muttertag«. Und es gibt weitere plötzliche Todesfälle an bestimmten Jahrestagen: Unfälle, Herzschlag ... Emma erinnert sich nicht an alles, es war einfach zu viel.

»All diese Toten!«, seufzt sie, als sie auf das Blatt Papier schaut, auf dem wir diese Namen und Daten festhalten. »Meine Mutter, meine Onkel – keiner will darüber reden. Das ist normal, es ist zu schmerzhaft und sie sehen keinen Sinn darin. Ich habe es lange vergeblich versucht, sie haben mich abgewiesen. Schließlich habe ich aufgegeben, mit ihnen darüber zu sprechen.«

87 Ich gebe diese Daten so genau an, weil sie später zu »prägenden, markierten Jahrestagen« wurden.
88 Mütter kennen diese Daten meistens.

Emma hat jedoch erkannt, dass man sein Leid unbedingt gegenüber jemandem zum Ausdruck bringen muss, der einen versteht und begleitet. Und dass es unerlässlich ist, wenigstens den eigenen Kindern diese Dinge zu erzählen. Also spricht sie mit ihnen. Darüber hinaus probiert sie verschiedene Techniken aus, die sich positiv auf die Entwicklung der eigenen Persönlichkeit und das körperliche Wohlbefinden auswirken. Sie beobachtet, tauscht sich aus, denkt nach und ist offen für Fragen. Wie sollte sie sonst wissen, dass ein Unfall mehr als ein Unfall ist? (Freud 2014). Und wie verhindern, dass solche Unglücksfälle sich wiederholen?

»Ich sage nichts, also sag du auch nichts, ich will nichts von dir hören.« In einer Familie der Schweigsamen wird selbstverständlich geschwiegen, manchmal umgeben von lautem Stimmengewirr: Der Fernseher läuft, jemand redet ununterbrochen, es gibt Streitgespräche, Moralpredigten werden gehalten, Religiöses und mehr oder weniger Wissenschaftliches ist zu hören. So wird (unbewusst) versucht, einen wirklichen Gedankenaustausch, eine freie Aussprache, vor allem aber das Bewusstwerden, Eingestehen und Äußern von Emotionen um jeden Preis zu verhindern. Denn eine Familie der Schweigsamen igelt sich ein mit ihrem Schmerz, ihrer Scham, ihrem unerträglichen Kummer. Vielleicht wird all dies ja verschwinden, wenn man einfach schweigt und den Schein wahrt. Draußen lächelt man, zu Hause beißt man die Zähne zusammen, und Worte verlieren ihre Bedeutung. Und wenn Worte keine Bedeutung mehr haben, was soll man dann sagen – und warum dann überhaupt reden? Und wenn es keine Worte gibt, wie soll ich das benennen, was ich empfinde? Wie überhaupt denken?

Eine Familie der Schweigsamen redet nicht und bürdet ihren Mitgliedern eine beklemmende Stille auf, die die Seele belastet. Gegen dieses Schweigegebot und die damit verbundenen schweren Schäden wehrt sich Emma, indem sie redet.

Natürlich werden wir nie erfahren, ob Emma einen Unfall gehabt hätte oder nicht. Aber das Datum ihrer Dienstreise hat bei ihr einen solchen Stress ausgelöst, dass wahrscheinlich auf der Fahrt schon irgendetwas passiert wäre. Indem sie zu Hause geblieben ist, hat sie sich mit einem Haushaltsunfall »begnügt« und damit, vorübergehend ein Auge zu verlieren. Um nicht mehr diese »drei kleinen weißen Gräber zu sehen, über die geschwiegen wird«, wie sie in einem Gedicht geschrieben hat?

Emma hat auf die leise Stimme gehört, die ihr geraten hat, diese Reise am 4. März nicht anzutreten; an diesem Datum, an dem ihre

Mutter den kleinen Bruder hat verschwinden sehen; an diesem Datum, das Emma vergessen zu haben glaubte, wobei sie gleichzeitig beteuerte, dass an diesem Tag ihr Sohn gezeugt wurde. Diese leise Stimme, die Sokrates als *Daimonion* bezeichnete.

Sokrates beschrieb sein *Daimonion* als göttliche Stimme, eine Weisheitsquelle, eine Art Bewusstsein, das mit dem Universellen verbunden ist, seine Entscheidungen in die richtige Richtung lenkt und ihn vor dem beschützt, was er meiden sollte (Platon 2008). Anne Ancelin Schützenberger sprach von der Fähigkeit, die Umgebung so wahrzunehmen, dass wir intuitiv eine Warnung spüren. Eine solche Wahrnehmung, ein solches »Wissen«[89] kann Angst auslösen. Es fällt oft schwer, es sich einzugestehen, geschweige denn, sich anderen gegenüber offen dazu zu bekennen, wenn man in einer rationalen Welt lebt.

Man muss nicht die Zukunft vorhersagen wie der berühmte Kalchas und andere Seher nach ihm. Aber wir können unsere Fähigkeit entwickeln zu prüfen, ob dieser oder jener Plan, diese oder jene Situation zu uns passt, wenn wir aufmerksam auf unsere Gefühle achten und darauf, was unser Körper uns mitteilt – denn er weiß es. Dieses Körpergefühl funktioniert dann wie ein Kompass, der uns anzeigt, was gut oder was schlecht für uns ist, und wir können ihn tatsächlich als Wegweiser nutzen.

Eine anregende Umgebung

Labormäuse sind eine große Hilfe, wenn es darum geht, die Mechanismen der epigenetischen Weitergabe zu erforschen. Sie wurden allen möglichen Stress-Situationen ausgesetzt: Elektroschocks in Verbindung mit bestimmten Gerüchen, aleatorische Trennungen der kleinen Mäuse von ihren Müttern oder Stress-Situationen für den Vater. Dabei stellte sich heraus, dass Veränderungen der Genexpression auftraten, die auch weitergegeben wurden. Ein Teil der Mäuse, die ein Trauma geerbt hatten, erhielt eine besondere Behandlung: Man achtete auf korrektes Handling – also darauf, dass die Neugeborenen sehr vorsichtig angefasst wurden – und auf eine anregende Umgebung. Damit ist gemeint, dass es ein vielfältiges Angebot gibt, das – in diesem Fall für kleine Mäuse – interessant ist, wie Spiele, neue Gegenstände oder

89 Im Französischen wird das Wort *savoir* = »Wissen« genauso ausgesprochen wie *ça voir* = »es sehen« (Anm. d. Übers.).

neue Gefährten. Man hat auch verglichen, wie sich ein mehr oder weniger fürsorgliches Verhalten der Mütter auswirkt (Hinweise darauf sind bei Mäusen das Ablecken und die Pflege der Kleinen). Die stressinduzierten epigenetischen Veränderungen verschwanden, wenn die kleinen Mäuse diese besonders unterstützende Umgebung – sowohl hinsichtlich der körperlichen Versorgung als auch des anregenden Umfeldes – bereits in den ersten Lebenstagen erfuhren. Sie gewinnen dann ihr biologisches Gleichgewicht und ihr ausgeglichenes Verhalten zurück, das die epigenetischen Spuren auslöscht.

Eine Freundin hat von sich aus ein anregendes Umfeld für ihre Tochter Léa geschaffen, die als Baby von ihrem Vater sexuell missbraucht wurde. Durch Lektüre, Musik, kleine Geschenke und Spaziergänge, auf denen es viel zu entdecken gab, versuchte sie, ihrer Tochter so viele Anregungen wie möglich zu bieten. Sie hat sich auch psychotherapeutische Hilfe geholt, denn guter Wille und Mutterliebe allein reichen nicht aus, um ein Kind aus der Niedergeschlagenheit herauszuholen, in die es durch einen gewalttätigen Angriff gerät. Heute, über 20 Jahre später, ist Léa eine strahlende junge Frau.

Nach Erfahrungen von Massentötungen oder Völkermord ist der Aufbau von Resilienz leichter, wenn zu einem anregenden familiären Umfeld die Unterstützung einer Gruppe hinzukommt, insbesondere einer Gruppe, aus der man stammt. Die erweiterte Familie, berufliche, religiöse oder ethnische Gruppen spielen eine wesentliche Rolle für den Genesungsprozess von Menschen. Ob nun die Gemeinschaft, der man angehört, am selben Ort geblieben ist, wie ein Teil der Tutsi in Ruanda, oder ob sie in der Diaspora lebt, wie ein Teil der Armenier: Sich »unter sich« zu treffen, um gemeinsam an Aktivitäten teilzunehmen (sei es spielerisch wie bei Fußball, sei es im religiösen Rahmen oder zu bestimmten Gedenktagen) ermöglicht es, sich wieder als Mitglied der eigenen Kultur zu fühlen und aktiv daran mitzuwirken, indem man den Blick auf die Zukunft richtet. Auch das Niveau des sozioökonomischen Status und der Unterschied zur früheren gesellschaftlichen Stellung spielt eine Rolle.[90]

Auf diesen Grundlagen entscheiden dann die persönlichen Begabungen der Opfer darüber, inwieweit sie Resilienz aufbauen können. Insbesondere die Fähigkeit, die vergangenen Ereignisse, die gegen-

90 Zahlreiche Studien befassen sich mit dem Thema Resilienz nach einem Völkermord. Ich stütze mich hier insbesondere auf die Studien von Carla Tchilinguirian (2011) und Régine Waintrater (2011).

wärtige Situation und die Perspektiven für die Zukunft zu analysieren und sich darüber auszutauschen. Auch der persönliche Glaube, der religiösen Zeremonien Bedeutung verleiht, stärkt die Integration. Und nicht zuletzt ist der Wille, den eigenen Kindern eine Zukunft zu bieten, ein starker Antrieb: Handeln in dem Gefühl, für andere nützlich zu sein, vor allem für die Menschen, die einem besonders nahestehen, ist wohltuend für einen selbst.

Eine Psychotherapie?

Das Familienleben beruht auf komplexen Bindungen, die die Kommunikation untereinander und den Ausdruck der gegenseitigen Zuneigung beeinträchtigen können. Dramatische Ereignisse können diese Schwierigkeiten verstärken, insbesondere deshalb, weil wir uns weder unserer Handlungen immer bewusst sind noch der Auswirkungen, die diese auf andere haben. Dann kann es erforderlich sein, therapeutische Hilfe in Anspruch zu nehmen.[91] Wenn man diese Entscheidung trifft, ist man bereits auf dem Weg zur Besserung, denn man wird aktiv. Für manche jedoch ist der Schritt, sich Hilfe zu holen, unmöglich: Man kommt nicht darauf, schämt sich, fürchtet, die anderen könnten einen für verrückt halten. Man glaubt manchmal, es ginge darum zu reden, während es sich in Wirklichkeit darum handelt zu lernen, sich selbst zu verstehen – und mit sich selbst zurechtzukommen. Das hat nichts mit den Gesprächen zu tun, die man mit Freunden führen kann. Ein Therapeut ist vielmehr eine Art Spiegel, der uns wohlwollend Fragen stellt und hilft, uns besser kennenzulernen und die schöne Persönlichkeit zu entfalten, die eigentlich in uns schlummert.

Die Schwierigkeit des Ratsuchenden, sich zu äußern, ist ein Symptom seines Leidens, das unbedingt die Empathie des Therapeuten erfordert (nicht zu verwechseln mit Wohlwollen) und dessen Fähigkeit, diesen Kummer aufzunehmen. Wenn man natürlich die »Schwierigkeit, sich zu äußern« nicht als Symptom erkennt, das auf etwas anderes verweist, die reale sexuelle Gewalt zwischen Eheleuten als »Urszene« bezeichnet[92] oder sexuellen Missbrauch oder eine Vergewaltigung als »Hirngespinst«, dann trägt man dazu bei, das Opfer

91 Etwa durch einen Psychiater, Psychoanalytiker, Psychologen, Psychotherapeuten oder einen Psychopraktiker.
92 In der Psychoanalyse ist hiermit gemeint, dass ein Kind seine Eltern beim Geschlechtsverkehr beobachtet und dies als Gewaltszene erlebt.

in eine immer tiefere Verzweiflung zu treiben, indem man die Realität seines Traumas und seines Leidens negiert. Psychodrama, Psychogenealogie und Gestalttherapie haben eines gemeinsam: Sie gehen von der Vorstellung aus, dass das Wissen über die eigene Persönlichkeit die Angelegenheit des Menschen ist, der zur Beratung kommt. Sie sehen den Psychotherapeuten als wohlwollenden Zuhörer und nicht als Experten, der besser weiß, was der Ratsuchende denkt, fühlt oder wie er »funktioniert«.

Das Ziel einer Psychotherapie ist die Milderung des Leidens und der Aufbau von liebevollen sozialen Beziehungen, die glücklich machen. Es geht darum zu lernen, Verbindungen zu schaffen zwischen Körper und Psyche, Emotionen und Erfahrungen, also dem, was wir erleben, eine Bedeutung zu geben. Denn die Diskrepanz zwischen gelebter Realität und dem Denken ist manchmal enorm. Viele bereiten beispielsweise eine Reise vor, wie Proust, und freuen sich auf die Abreise, aber dann werden sie leider krank, brechen sich kurz vorher ein Bein oder verpassen das Flugzeug. Das wäre ihnen vermutlich nicht passiert, wenn sie sich, statt an die Reise zu denken, dafür interessiert hätten, was sie wirklich empfinden: Angst vor dem Unbekannten, den Unbequemlichkeiten, der Veränderung. Wir müssen lernen, uns die Frage zu stellen, ob dieses oder jenes gut oder schlecht für uns ist: Das ist unser Kompass.

Wenn ein Trauma oder wiederholt auftretender Stress die Expression bestimmter Gene beeinträchtigt, so hat es umgekehrt eine heilende Wirkung, wenn unser Kummer wahrgenommen wird, denn dies löst eine Art epigenetische Rückkopplung aus.

Wissenschaftler – wie Rachel Yehuda bei Veteranen des Vietnamkrieges, die unter einem posttraumatischen Belastungssyndrom litten, und Nader Perroud bei Borderline-Patienten[93] – haben beobachtet, dass sich die Symptome ihrer Patienten nach einer Psychotherapie gebessert hatten und gleichzeitig die epigenetische Schädigung behoben war. Da die Weiterleitung der physiologischen Prägungen durch ein Trauma nicht in der DNA kodiert ist, sind die erworbenen und weitergegebenen Eigenschaften instabil und können tatsächlich verändert werden. Eine Psychotherapie beruhigt die Psyche und heilt gleichzeitig Genveränderungen, die durch ein Trauma oder chronischen Stress ausgelöst wurden.

93 Persönlichkeitsstörung, die durch Schwierigkeiten mit der Affektregulation und dem Aufbau langfristiger Bindungen gekennzeichnet ist.

Die Psychogenealogie bietet eine besondere Möglichkeit, sich selbst zu verstehen, indem man eine Verbindung zur Familiengeschichte herstellt. Wenn man sich diese Verbindung bewusst macht, sie benennt und die Gefühle, die man zum Zeitpunkt eines Ereignisses empfunden hat, noch einmal durchlebt, kann man sich von einer Leidensgeschichte befreien, die einen belastet hat, weil man sie nicht einordnen konnte – indem man ihr eine Bedeutung verleiht. Wenn man diese »Koffer« abstellt, wie mein Freund Jean-Yves sich ausdrückte und dabei zwei kleine Puppenkoffer hervorholte, die ein Tischler für ihn als Dank angefertigt hat, weil er ihn von seiner Last erlöst hatte, befreit man damit auch seine Kinder, seine Verwandten und sogar seine Eltern. Anne Ancelin Schützenberger sagt, man »reinige« damit den Familienstammbaum. Manche glauben, es wirke sich sogar positiv auf die Verstorbenen aus. Warum nicht?

Familienresilienz

Wie jeder Einzelne von uns, so ist auch die Familie in der Lage, Resilienz aufzubauen. Sie »erfindet« spontane Heilungen und nutzt dabei alle Formen der transgenerationalen Weitergabe, die wir kennengelernt haben – prägende, markierte Jahrestage, das Jahrestag-Syndrom und die Wiederholung. Im Folgenden dazu einige Beispiele:

Das Kind mit den Mandelaugen

Gratien fragt eine Freundin um Rat, die Psychotherapeutin ist. Im Laufe des Gespräches stellt diese die Hypothese auf, dass seine Niedergeschlagenheit und seine Ängste, die insbesondere seinem Wunsch im Wege stehen, eine junge Asiatin zu heiraten, etwas mit der Geschichte seiner Mutter zu tun haben. Er fragt also nach, und seine Mutter erzählt Folgendes: Sie und sein Vater haben sich sehr jung kennengelernt, schon mit 17, und sind dann »herumgezogen«. Mit 20 wurde sie schwanger. Kurz nach Gratiens Geburt trennten sie sich und kümmerten sich abwechselnd um das Kind, bis sie sich entschloss, ins Ausland zu gehen. Gratien blieb bei seinem Vater. Vor ihrer Abreise schenkte die Mutter Gratien eine kleine japanische Puppe. Später erkrankte sie an einer schweren Depression und begab sich in psychotherapeutische Behandlung. Dabei kam etwas ans Licht, das sie vollkommen vergessen hatte: Sie war etwa 6 Jahre alt, als ihre Eltern ihr die Betreuung ihrer kleinen Schwester anvertrauten, einem Baby mit Downsyndrom. Das Baby starb am plötzlichen

Kindstod. Sich dieses Unglück bewusst zu machen, hat sie geheilt, da sie dadurch von einem Schuldgefühl befreit war, dessen Ursache sie nicht kannte.

Die kleine japanische Puppe, die seine Mutter Gratien als Abschiedsgeschenk überreicht hatte, hat ihn offenbar so stark beeindruckt, dass die Wahl seiner Partnerin dadurch beeinflusst wurde. Und dass seine Mutter gerade dieses Geschenk ausgewählt hat, hing unbewusst mit der kleinen Schwester zusammen. Dadurch, dass Gratien diese Geschichte erfahren hat, und dank der Psychotherapie, der sich seine Mutter und dann auch er selbst unterzog, wurde er von seinen Zweifeln befreit: Er hat die junge Frau geheiratet, in die er sehr verliebt war ... Sie werden Kinder mit Mandelaugen haben.

So kann eine Psychotherapie helfen, Klarheit über die eigenen Emotionen zu gewinnen und die Verbindung zu einem Ereignis herzustellen, das bereits vergangen ist, gerade stattfindet oder in der Zukunft bevorsteht und diese auslöst. Wir lernen dadurch, unseren Erfahrungen eine Bedeutung zu geben: »Ich treibe Sport wie verrückt und habe gleichzeitig Angst, schwer krank zu sein.« Das wird verständlich, wenn man weiß, dass der Großvater Angst hatte zu sterben und sich eine drakonische Diät in Verbindung mit intensiver sportlicher Betätigung verordnet hatte. Eine Panikattacke ist nachvollziehbar, wenn man bedrohliche oder schmerzhafte Erfahrungen gemacht hat. Abgesehen von diesem nahezu magischen Effekt des Selbsterfahrungsprozesses, stärkt es unsere Psyche, wenn wir etwas als sinnvoll erleben: Wir sind nicht länger Spielball willkürlicher Kräfte, denn wir verstehen, was in uns vorgeht. Und dann sind wir in der Lage, auf uns zu achten und entsprechend zu handeln.

Wir können diese Effekte noch verstärken durch Aktivitäten, die uns guttun: Sport, kulturelle Veranstaltungen, eine gesunde, ausgewogene Ernährung, Meditation, Yoga, Qigong, Gesang, Tanz, Malerei, Kunst jeder Art, einschließlich Stricken und Nähen, Schreiben, Forschen – insbesondere zum Thema »Psychogenealogie« ... All dies kann uns helfen, neue Energie zu tanken.

Ein Freund erzählte mir kürzlich, dass er nach dem Scheitern einer Liebesbeziehung mit dem Laufen angefangen hat. Zunächst ohne große Begeisterung, dann machte es ihm zunehmend Spaß – und gerade hat er an einem Marathon teilgenommen. Eine Freundin ist Yogalehrerin und hat mit Yogaübungen begonnen, als ihre Mutter starb. Auf sich selbst zu achten, schützt nicht vor Schmerz, hilft aber, damit umzugehen und ihn zu lindern. Hunde, Katzen, Pferde und andere »kuschelige« Haustiere sind ebenfalls eine große Unterstützung, sie werden übrigens auch in der Psychotherapie eingesetzt.

»Ich habe Probleme mit Zahlen«

Hélène, eine Psychologin, mit der ich befreundet bin, macht sich wohlwollend über meine »psychogenealogischen Hirngespinste« lustig. »Das ist nicht wissenschaftlich«, meint sie. Und dann erzählt sie mir von ihren Schwierigkeiten bei der Gehaltsabrechung für ihre Hausangestellte. Das wundert mich, denn bei dem vorliegenden Vertrag war das ziemlich einfach. »Ja, aber ich habe Probleme mit Zahlen.« War es Inspiration? Ich frage jedenfalls nach, um welche Zahlen es sich handele. »Ich weiß nicht ... 1940 zum Beispiel.« Wie bitte? 1940? – »Damals war Krieg, oder?«, fragt sie. Genau, bestätige ich, dieser *seltsame Krieg*, der zunächst ereignislos blieb und dann plötzlich im Chaos endete, mit Invasion, Exodus, Waffenstillstand und Besetzung ... Ich greife zu meinem Lexikon (Legrand 1993), um die Details nachzuschlagen, während sie fortfährt:

»Mir ist das ein Rätsel: Mein Vater sagt, er hätte sich aus Liebeskummer gemeldet, weil er sterben wollte. Doch kaum seien sie an Bord gewesen, um in den Kampf zu ziehen, als kurz vor dem Ablegen der Befehl erteilt wurde, wieder an Land zu gehen – der Krieg sei zu Ende.« Ich sage mir, dass die Fassungslosigkeit ihres Vaters in diesem Moment sie daran hindere, die darauffolgenden Ereignisse zu verstehen. Ich lese laut vor: »Am 14. Juni besetzen die Deutschen Paris, am 16. überqueren sie die Loire, Pétain wird zum Ministerpräsidenten ernannt, am 17. fordert er den Waffenstillstand, der am 22. unterzeichnet wird.« Sie springt von ihrem Sessel auf und ruft: »Der 22. Juni! Das ist mein Geburtstag! Ich bin am 22. Juni 1949 geboren. Mein Mann auch!« Und es war der 22. Juni 1940, als das Schiff, auf dem ihr Vater war, nicht abgelegt hat.

In diesem Fall liegt der Erinnerung an ein bestimmtes Datum a priori ein glückliches Ereignis zugrunde. Die Verblüffung des jungen Mannes angesichts der unerwarteten Rettung war so groß, dass das Datum sozusagen »verewigt« wurde: Seine Tochter kommt am Jahrestag des Ereignisses zur Welt, das ihn gezwungen hat weiterzuleben. Und dieses Datum hat eine solche Kraft, dass die Tochter einen Mann heiratet, der am selben Tag geboren ist wie sie selbst!

Danièle dagegen hat auf ihre Weise die tiefe Verletzung einer Abtreibung kuriert, die ihre Mutter hatte vornehmen lassen.

Ein viertes Kind

»Ich wollte unbedingt ein viertes Kind«, erzählt sie. »Ich spürte unglaublich viel Liebe in mir, die ich ihm geben wollte.« Ich wundere mich über diese Formulierung und frage, wie viele Geschwister sie denn hätte. »Wir sind zu dritt«, antwortet sie. Und nach einer Pause fügt sie hinzu: »Meine Mutter hat ein viertes Kind abgetrieben. Ich erinnere mich noch daran, ich war 10.« Danièle hat ihr viertes Kind geboren.

Flucht und Irrfahrten, zu denen Kriege zwingen, hinterlassen so tiefe Spuren, dass Familienmitglieder der nachfolgenden Generationen sich in vollkommen anderen Kontexten veranlasst fühlen können, ähnliche Umzüge durchzuführen wie ihre Großeltern. Oder Umzüge, die diese nicht durchführen konnten.

40 Jahre alt im Jahr 1940

1990, im Alter von 40 Jahren, habe ich Paris verlassen und bin in die Normandie gezogen. »Jetzt oder nie«, dachte ich. Ich hatte gerade meinen Job verloren und eine Beziehung beendet. Später habe ich erfahren, dass meine Großmutter im Jahr 1940, ebenfalls mit 40 Jahren, auf der Flucht vor den deutschen Invasionstruppen von der Mosel ins Département Vendée gezogen ist. Sie verlor ihre Stelle als Lehrerin, ließ Sohn und Ehemann in Paris zurück, als der Mann, den sie liebte, sich in Vichy niederließ. Als ich mich in einer Situation befand, die gleichzeitig ähnlich und doch ganz anders war als die meiner Großmutter im selben Alter (Verlust der Arbeitsstelle, Ende einer Beziehung), wusste ich, was (auch) ich zu tun hatte – abreisen. Als hätte sich ein Pfad vor mir geöffnet, dem ich nur zu folgen brauchte. Ich habe meine Entscheidung nie bereut.

Zuflucht in England

Schon 1938 verließen Männer und Frauen ihre Heimat, um zu versuchen, in England Zuflucht zu finden. Zufällig fiel mein Blick auf einen Zeitungsartikel[94], in dem das Buch *La Barque à Eugène* (Letenneur 2018) besprochen wurde. Darin wird eine wahre Geschichte erzählt: Ein deutsches Paar, das 1938 nach Frankreich geflohen war, wollte nach England weiterreisen, was aber trotz mehrerer Versuche nicht gelang. Aus Verzweiflung stahlen die beiden ein Fischerboot, wurden

94 In *La Presse de la Manche* vom 20. Dezember 2018.

jedoch abgetrieben, gerettet und nach Algier gebracht. Dort wurden sie wegen Diebstahls verurteilt, nach Frankreich zurückgeschickt und in einem Internierungslager eingesperrt. Sie sollten England nie erreichen. Die Autorin des Buches hat den Enkel dieses Paares gefunden: Er reist aus beruflichen Gründen häufig zwischen England und Frankreich hin und her. »Er hat das geschafft, was seinem Großvater nicht gelungen war – nämlich England erreicht«, schreibt sie.

Und zum Abschluss freuen wir uns mit Jacqueline …

Eine Hochzeit

Jacqueline hat vor kurzem Christophe geheiratet, den Sohn eines angesehenen Bürgers aus dem Dorf, in dem ihre Großmutter lebt und wo sie manchmal ihre Ferien verbringt. Einige Tage nach der Hochzeit eröffnet die Großmutter den beiden Jungvermählten, dass sie einen gemeinsamen Urgroßvater haben: Sie selbst ist die außereheliche Tochter von Christophes Urgroßvater. Dieser Mann war allseits bekannt für seinen unsteten Lebenswandel und dafür, dass er zahlreiche Sprösslinge gezeugt, aber nie anerkannt hat. Jacqueline erzählt mir, dass sie ungeheuer glücklich war über diese Nachricht: Sie habe das Gefühl, durch ihre Heirat mit einem Nachkommen dieses Urgroßvaters ihre Urgroßmutter rehabilitiert zu haben, indem sie sie legitimiert hat – und damit die gesamte Abstammungslinie! Eine rückwirkende Wiedergutmachung, die ihre Großmutter ein wenig tröstet, deren Leben davon geprägt war, häufig als Bastard behandelt zu werden. Gerald Basil Edwards (2006) wiederum beendet seinen Roman *Sarnia*, indem er seinen Helden Ebenezer mit der Frau versöhnt, die er immer geliebt hat, und zwar durch die Heirat des Enkels des einen mit der Enkelin der anderen.

Wir können also als Kind, Enkel oder Urenkel ein traumatisches Erbe so verändern und anpassen, dass daraus ein beglückendes Ereignis wird.

11 Schlussfolgerungen

Wir sind mit Abstammungslinien verbunden, von denen wir nahezu nichts wissen, und dies mit einer Loyalität, deren Stärke wir uns gar nicht vorstellen können. Wir verfügen über Erinnerungen an Ereignisse, die uns unbekannt sind und die wir möglicherweise in uns tragen, insbesondere dann, wenn das an das Ereignis geknüpfte Leid verdrängt wurde.

Die unsichtbare Weiterleitung eines Traumas an nachfolgende Generationen erweckt den Eindruck, als habe die Familie ein Gedächtnis. Als sei sie ein Gebilde, das über die Grenzen jedes Einzelnen hinausgeht, der in der Gegenwart, Vergangenheit und sogar der Zukunft zu den Bestandteilen dieses Gebildes zählt. Und als beeinflusse dieses Gedächtnis die Erben in ihrem Verhalten, manchmal sogar in ihren emotionalen Reaktionen, oder löse Krankheiten aus. Die Übermittlung erfolgt unter der Oberfläche, über biologische und mentale Mechanismen der Erinnerung und der Kommunikation, die der menschlichen Natur eigen sind.

Unser Körper bewahrt manchmal emotionale Verletzungen so tief in sich auf, dass sie die Keimzellen erreichen und so körperliche und psychische Schwächen codieren können, die vererbbar sind. *Erworbene* Merkmale einer Generation werden dann zu *angeborenen* Merkmalen der Nachkommen. Doch diese angeborenen Merkmale sind instabil und können umgewandelt werden. Eine solche neue Programmierung ist vor allem dann möglich, wenn man liebevolle Fürsorge, Aufmerksamkeit und Zuneigung erfährt.

Darüber hinaus verfügen wir über faszinierende Kommunikationsfähigkeiten, ohne uns dessen bewusst zu sein: Die Spiegelneuronen ermöglichen uns, die Absicht unseres Gegenübers zu verstehen. Die Synchronisierung der Gehirnwellen und telepathische Kommunikation – in Extremsituationen oder bei chronischem Stress – versetzen uns in die Lage, manchmal ganz gegen unseren Willen, eine konkrete Information weiterzugeben, ohne sie in Worte zu fassen.

Telepathie, Bewusstseinserweiterung und Vorahnungen zeigen sich spontan während mehr oder weniger glücklicher Ereignisse. Menschen mit Savant-Syndrom haben offenbar eine direkte Verbindung zu einem Wissen, das anderen verborgen ist – als verfüge die menschliche

Spezies über ein genetisch verankertes Gedächtnis, in dem diese und zahlreiche andere Informationen gespeichert sind (Treffert 2006). Physiker, die sich auf Quantenmechanik spezialisiert haben, gehen davon aus, dass sich irgendwo im Universum eine »Datenbank« befindet, auf die unser Gehirn zugreifen kann. In diesem Fall wäre das gemeinsame Unbewusste einer Familie ein kleiner Teil davon.

Diese außergewöhnlichen Fähigkeiten der menschlichen Spezies, die eine transgenerationale Weitergabe ermöglichen, sind dieselben, die uns erlauben, uns darüber hinwegzusetzen: Wir sind unserem Schicksal nur dann ausgeliefert, wenn wir dies glauben und es tatenlos hinnehmen. Nichts ist in Stein gemeißelt, alles ist möglich. Eine Ausgangssituation legt überhaupt nicht fest, was sich in einem Leben ereignen wird. Das kulturelle und affektive Umfeld, Begegnungen, Interessen, Zufall; die Fähigkeit, etwas zu verstehen, zu sehen und dann das Gegebene aufzunehmen; die Entschlossenheit, das zu verändern, was mit uns nicht in Ordnung ist, oder sich eine andere Umgebung zu suchen – all diese Faktoren färben jeden Augenblick und breiten eine Vielfalt an Möglichkeiten vor uns aus. Wir können zu jedem Zeitpunkt unseres Lebens unsere physiologischen, intellektuellen, psychologischen und affektiven Fähigkeiten mobilisieren und auf unsere Resilienz zurückgreifen.

Danksagung

Herzlichen Dank all jenen, mit denen ich seit 40 Jahren zusammenarbeite. Dazu zählen die Teilnehmer der Psychodrama-Gruppe *post-Dauphine*, die Dozenten und Schüler des Instituts für Gestalttherapie in Nantes, Tarab Rinpoche und Lene Handberg, die Lehrer und Schüler des Tarab Instituts.

Ich danke Dr. Muriel Salmona für ihre großartige Arbeit. Den Ärzten, meinen Eltern, meiner Schwester Natalie sowie meiner Freundin Arlette Lebouvier danke ich dafür, dass sie mir in unterschiedlichen Situationen das Leben gerettet haben.

Agnès Vidalie, Anne Ancelin Schützenberger, Antoine Griset, Bénédicte Fernagu, Caroline, Félix und Sophie Hamel-Lanéelle, Claire Lemarchand, Danièle Lemesley, Delphine Delamare, Edith Samson, Eliott Mahier, Fatoumata, Françoise Brocard, Françoise mon Gobil, Geneviève Peyronnel, Pater Georges Couvert, Jean-Yves Adnot, Léon Durel, Marie Supiot, Marie-Anne Robine, Marie-Françoise Guignard, Marlène Lallemand, Mireille Rosselin, Natalie Couvert, Nicole Mothe, Pascale Binet, Sandrine Gousset, Serge Karsenty, Sigmund Freud, Stéphane Chanteloup, Suzanne Leparmentier, Valérie Fournier, Vincent de Gaulejac, Virginie Carchidi, Fritz Zorn, Jutta Deutmarg, Marie Cardinal, Valérie Léaud und vor allem Denise Watelle haben auf die eine oder andere Weise ihren Beitrag zu dieser langjährigen Forschungsarbeit geleistet.

Literatur

»De l'Algérie coloniale et la Pologne aux camps de réfugiés syriens, l'histoire de France de la famille Lopez«. *Le Monde,* 01.04.2019.

Abraham, N. u. M. Torok (2001): Trauer oder Melancholie. Introjizieren – inkorporieren. *Psyche. Zeitschrift für Psychoanalyse und ihre Anwendungen* 55 (6): 545–559.

Adnot, J.-Y. (2015): Le deuil non fait. Vortragstext, persönlich übermittelt.

Amigorena, S. (2019): Le Ghetto intérieur. Paris (P.O.L.).

Athias, G. (2002): Racines familiales de la »mal a dit«. Boulogne-Billancourt (Pictorus).

Atlan, H. (2006): L'organisation biologique et la théorie de l'information (La librairie du XXIe siècle). Paris (Seuil).

Ausloos, G. (1995): La compétence des familles. Temps, chaos, processus. Ramonville-Saint-Agne (Érès).

Badinter, R. (2018): Idiss. Paris (Fayard).

Balmary, M. (1979): L'homme aux statues. Freud ou la faute cachée du père. Paris (Grasset).

Baricco, A. (2002): Océan mer. Paris (Gallimard).

Beaud, S. (2018): La France des Belhoumi. Portraits de famille, 1977–2017. Paris (La Découverte).

Belzung, C. (2007): Biologie des émotions. Bruxelles/Paris (De Boeck).

Bergeret-Amselek, C. (2005): Le mystère des mères. Paris (Desclée de Brouwer).

Bertherat, T. e. C. Bernstein (1976): Le corps a ses raisons. Auto-guérison et anti-gymnastique. Paris (Seuil). [dt.: Bertherat, T. u. C. Bernstein (1982): Der entspannte Körper. Schlüssel zur Vitalität, Gesundheit und Selbstbestimmung. München (Ehrenwirth).]

Bescond, A. (2015): Les chatouilles. Ou la danse de la colère. Paris (Les Cygnes).

Bescond, A. e. É. Metayer (2018) (Film): Les chatouilles (Cannes Film Festival).

Billet, M. (2015): Ces liens invisibles [Film].

Bissone, J. É. (2021): L'héritage invisible. Secrets de famille, deuils inachevés, loyautés ... se libérer des maux de nos ancêtres avec la psychogénéalogie. Paris (Larousse).

Bombardier, D. e. F. Laborde (2011): Ne vous taisez plus! Paris (Fayard).

Bonelli, L. e. F. Carrié (2018): La fabrique de la radicalité. Une sociologie des jeunes djihadistes français. Paris (Seuil).

Bourdieu, P. (1987): Die feinen Unterschiede. Kritik der gesellschaftlichen Urteilskraft. Frankfurt a. M. (Suhrkamp).

Bourdieu, P. (1993): Soziologische Fragen. Frankfurt a. M. (Suhrkamp).

Bowers, M. e. Y. Rachel: Transmission intergénérationnelle du stress chez l'homme, *Neuropsychopharmacology* 2016 (41): 232–244.

Bromet-Camou, M. (2018): Guérir de sa famille par la psychogénéalogie. Paris (Tallandier).

Bydlowski, M. (2008): La dette de vie. Itinéraire psychanalytique de la maternité. Paris (PUF), 5e éd.

Calicis, F. (2006): La transmission transgénérationnelle des traumatismes et de la souffrance non dite. *Thérapie familiale* 27 (3): 229–242.

Carchidi, V. (2018): Grand-père, Jean Madelaine. Eigenverlag, persönlich übermittelt.

Cardinal, M. (1976): Les mots pour le dire. Bagneux. (Grasset).

Castillo, M. d. (1996): Rue des Archives. Paris (Gallimard).

Castillo, M. d. (1996): Tanguy. Histoire d'un enfant aujourd'hui. Paris (Gallimard).

Centre d'observation de la société (2017): Tel père, tel fils? L'inégalité des chances reste élevée. Verfügbar unter: https://www.observationsociete.fr/categories-sociales/tel-pere-tel-fils-du-nouveau-en-matiere-de-mobilite-sociale/ [02.06.2023].

Chasseguet-Smirgel, J. e. B. Grunberger (1997): L'identification. L'autre, c'est moi. Paris (Tchou).

Chemouni, J. (2010): Psychosomatique de l'enfant et de l'adulte. Théorie et clinique. Paris (In Press), 3e éd, revue et augmentée.

Clavier, B. (2011): Les identifications d'Arthur Rimbaud. *Le Coq Héron* 204: 118–123.

Coatalem, J.-L. (2019): La part du fils. Paris (Stock).

Collège européen de Gestalt-thérapie: *Corps*, L'Exprimerie. Verfügbar unter: https://www.exprimerie.fr/?Le-corps&lang=fr [13.11.2023].

Cooper, D. (1972): Mort de la famille. Paris (Seuil).

Cousins, N. (1981): La volonté de guérir. Paris (Seuil).

Cousins, N. (1991): La biologie de l'espoir. Le rôle du moral dans la guérison. Paris (Seuil).

Coutanceau, R. (2006): Amour et violence. Le défi de l'intimité. Paris (Odile Jacob).

Coutanceau, R. e. M. Salmona (Hrsg.) (2016): Violences conjugales et famille. Malakoff (Dunod).

Coutanceau, R., J. Smith e. S. Lemitre (Hrsg.) (2012): Trauma et résilience. Victimes et auteurs. Paris (Dunod).

Couvert, B. (2000): Au cœur du secret de famille. Paris (Desclée de Brouwer).

Cyrulnik, B. e. J. Gérard (éds.) (2012): Résilience, connaissances de base. Paris (Odile Jacob).

Cyrulnik, B. e. C. Seron (2009): La résilience ou comment renaître de sa souffrance? Paris (Fabert).

Daillie, L. (2006): La logique du symptôme. Décodage des stress biologiques et généalogiques. Saint-André-de-Sangonis (Bérangel).

Debaker, L. (2018): Ho'oponopono. Ce pouvoir est en vous Paris (J'AI LU).

Devroede, G. (2003): Ce que les maux de ventre disent de votre passé. Paris (Payot).

Dolto, F. (1983): La foi au risque de la psychanalyse. Paris (Seuil).

Drévillon, É., M.-P. Raimbault e. É. Quintin (2018): Sœurs abusées, l'autre scandale de l'Église [Film].

Druon, M. (2017): Tistou mit den grünen Daumen. München (dtv Junior).

Ducommun-Nagy, C. (2006): Ces loyautés qui nous libèrent. Paris (J.-C. Lattès).

Ducommun-Nagy, C. (2012/2013): Comprendre les loyautés familiales à travers l'œuvre d'Ivan Boszormenyi-Nagy. *Enfances & Psy* 56: 15–25.

Dupâquier, J., J.-P. Pelissier e. D. Rebaudo (1987): Le temps des Jules. Les prénoms en France au XIXe siècle. Paris (Christian).

Durkheim, É. (2013): Le suicide: Étude de sociologie. Paris (PUF).

Dussy, D. (2021): Le berceau des dominations. Anthropologie de l'inceste. Paris (Pocket).

Edwards, G. B. (2006): Sarnia. Paris (Éd. Points).

Eersel, P. v. e. C. Maillard (2002): J'ai mal à mes ancêtres. La psychogénéalogie aujourd'hui. Paris (A. Michel).

Elias, N. (2004): La société des individus. Paris (Pocket).

Elias, N. e. J. L. Scotson (1997): Les logiques de l'exclusion. Paris (Fayard).

Ernaux, A. (2019): Der Platz. Berlin (Suhrkamp).

Ernaux, A. (2022): Das andere Mädchen. Berlin (Suhrkamp).

Esmenjaud, C. (2021): À la rencontre d'Anne Ancelin Schützenberger ou comment assumer ses racines. Paris (Desclée de Brouwer).

Eustache, F. (2016): Mémoire et émotions. Paris (le Pommier).

Faimberg, H. (2009): Teleskoping. Frankfurt a. M. (Brandes & Apsel).

Faucher, F. e. G. Truc (2020): Face aux attentats. Paris (PUF).

Ferenczi, S. (1967): Sprachverwirrung zwischen den Erwachsenen und dem Kind. Die Sprache der Zärtlichkeit und der Leidenschaft. *Psyche* 4: 256–265.

Ferenczi, S. (2014): Journal clinique. Paris (Payot & Rivages).

Flament, F. (2017): La consolation. Paris (Livre de Poche).

Flèche, C. (2005): Mon corps pour me guérir. Barret-le-Bas (Le Souffle d'Or).

Flèche, C. (2012): Décodage biologique des maladies. Gab (Le Souffle d'Or).

Forrester, V. (2003): Van Gogh oder das Begräbnis im Weizen. Hamburg (Nautilus).

Forrester, V. (2013): Ce soir, après la guerre. Paris (Points).

Forward, S. e. C. Buik (2019): Parents toxiques. Comment échapper à leur emprise. Vanves (Marabout).

Freud, S. (1950): Aus den Anfängen der Psychoanalyse. London (Imago).

Freud, S. (1961): Totem und Tabu. Band IX der Gesammelten Werke. Frankfurt a. M. (S. Fischer).
Freud, S. (1999): Briefe an Wilhelm Fließ 1887–1904. Frankfurt a. M. (S. Fischer).
Freud, S. (2014): Zur Psychopathologie des Alltagslebens. Frankfurt a. M. (S. Fischer).
Gabory, A. e. L. Dandolo (2005): Épigénétique et développement: l'empreinte parentale. *Médecine/Sciences* 21 (4): 390–395.
Gaulejac, V. d. (2008): Les sources de la honte. Paris (Desclée de Brouwer).
Gaulejac, V. d. (2012): L'histoire en héritage. Roman familial et trajectoire sociale. Paris (Payot & Rivages).
Geneasens. Verfügbar unter: https://www.geneasens.com [01.06.2023].
Giacobino, A. (2018): Peut-on se libérer de ses gènes? L'épigénétique. Paris (Stock).
Goldbeter-Merinfeld, É. (2010): Loyautés familiales et éthique en psychothérapie. Paris (De Boeck Supérieur).
Gouyon, P.-H., C. Junien, D. Khayat, D. Ornish e. J. d. Rosnay (2020): La révolution épigénétique. Vanves (Marabout).
Grimbert, P. (2017): Ein Geheimnis. Berlin (Suhrkamp).
Groddeck, G. (1969): La maladie, l'art et le symbole. Paris (Gallimard).
Halbwachs, M. (1994): Les cadres sociaux de la mémoire. Paris (A. Michel).
Haley, A. (2020): Racines. Paris (J'AI LU).
Hanus, M. (2001): La résilience, à quel prix? Survivre & rebondir. Paris (Maloine).
Hanus, M. (2006): Les deuils dans la vie. Deuils et séparations chez l'adulte et chez l'enfant. Paris (Maloine), 3e éd.
Hatzfeld, J. (2015): Un papa de sang. Paris (Gallimard).
Heard, E. (2013): Épigénétique et mémoire cellulaire. Paris (Collège de France/Fayard).
Henckel, A. e. F. Robert (2008): Asymétrie des génomes parentaux. Implications en pathologie. *Médecine/Sciences* 24 (8–9): 747–752.
Herrou, C. (2022): Ändere deine Welt. Zürich (Rotpunkt).
Heusden, A. v. e. E. M. v. d. Eerenbeemt (1989): Thérapie familiale et générations. Aperçu sur l'oeuvre de Ivan Boszormenyi-Nagy. Paris (PUF).
Hicks, E. e. J. Hicks (2016): Demandez et vous recevrez. Les lois de l'attraction et de la manifestation selon. Paris (J'AI LU).
Hirsch, M. (2013): Postmémoire. Interview in *Art Absolument*, S. 6–11. Paris (Société Subjectile Art).
Hugo, V. (1836): Herbstblätter. Aus dem Französischen von Henri Fournier. Frankfurt a. M. (Johann David Sauerländer).
Ionescu, S., M.-M. Jacquet e. C. Lhotte (2020): Les mécanismes de défense. Théorie et clinique. Malakoff (Dunod), 3e éd.
Janssen, T. (2011): La solution intérieure. Vers une nouvelle médecine du corps et de l'esprit. Paris. (Pocket Évolution).

Jean, P. (2020): La loi des pères. Monaco (du Rocher).
Joulain, S. (2018): Combattre l'abus sexuel des enfants. Qui abuse? Pourquoi? Comment soigner? Paris (Desclée De Brouwer).
Junien, C. (2000): L'empreinte parentale: de la guerre des sexes à la solidarité entre générations. *Médecine/Sciences* 16: 336–344.
Kaës, R. (2014): Les alliances inconscientes. Paris (Dunod).
Kouchner, C. (2021): La familia grande. Paris (Seuil). [dt. (2021): Die große Familie. München (Karl Blessing).]
Kübler-Ross, E. (2019): La mort est une question vitale. l'accompagnement des mourants pour changer la vie. Paris (Albin Michel).
Laborit, H. (1987): Dieu ne joue pas aux dés. Paris (Grasset).
Lahaye, W., J.-P. Pourtois e. H. Desmet (2007): Transmettre. D'une génération à l'autre. Paris (PUF).
Laing, R. (1980): Soi et les autres. Paris (Gallimard).
Laing, R. e. C. Elsen (1990): Le moi divisé. De la santé mentale à la folie. Paris (Hachette).
Lamarck, J.-B. d. (2013): Histoire naturelle des animaux sans vertèbres. Cambridge (Cambridge University Press).
Laplanche, J. e. J.-B. Pontalis (2007): Vocabulaire de la psychanalyse. Paris (PUF).
Lecomte, J. (Leitung) (2014): Introduction à la psychologie positive. Malakoff (Dunod).
Ledoux, J. (2005): Le cerveau des émotions. Les mystérieux fondements de notre vie émotionnelle. Paris (Odile Jacob).
Legendre, P. (1985): L'inestimable objet de la transmission. Paris (Fayard).
Legrand, J. (Hrsg.) (1993): Chronique du 20e siècle. Paris (Larousse).
Lejeune, M. e. P. Lejeune (2008): Calicot. Paris (Montalba).
Lempert, B. (2017): Dans la maison de l'ogre. Quand la famille maltraite ses enfants. Paris (Seuil).
Leprohon, P. (2001): Vincent van Gogh. Paris (Valhermeil).
Letenneur, M. (2018): La barque à Eugène. La véritable histoire d'un couple passé par Barfleur pour fuir l'Allemagne nazie. Condé-sur-Noireau (Charles Corlet).
Levi, P. (1988): Si c'est un homme. Paris (Pocket).
Lévi-Strauss, C. (2002): Les structures élémentaires de la parenté. Berlin (De Gruyter Mouton).
Levinson, B. (1988): Rain Man [Film].
Louis, É. (2016): Das Ende von Eddy. Frankfurt a. M. (S. Fischer).
Louis, É. (2018): Qui a tué mon père. Paris (Seuil).
Magan, M. (2020): La fabrique de la réalité. Pour une psychologie clinique constructiviste. Paris (Maïa).
Mahier, E. (2018): Alimentation de santé, troubles dépressifs et angoisse, D.U. Pratiques paramédicales en nutrition et micro-nutrition, Faculté de Médecine de Bourgogne.

Mansuy, I. (2014): Traumatismes en héritage. Verfügbar unter: https://www.youtube.com/watch?v=pbBqKQIvd2E [05.06.2023].
Mansuy, I. (2017): Hérédité, mémoire, ce que dévoile l'épigénétique. Verfügbar unter: https://www.youtube.com/watch?v=kbkdHMxCMyI [05.06.2023].
Mansuy, I., J.-M. Gurret u. A. Lefief-Delcourt (2020): Wir können unsere Gene steuern! Die Chancen der Epigenetik für ein gesundes und glückliches Leben. München (Berlin).
Marzano, M. (2016): La philosophie du corps. Paris (PUF), 4e éd.
Marzano-Lesnevich, A. (2020): L'empreinte. Paris (Édition 10/18).
Masson, J. (2012): Enquête aux archives Freud. Des abus réels aux pseudo-fantasmes. Breuillet (l'Instant présent).
Mauss, M. (2012): Essai sur le don. Paris (PUF).
McDougall, J. (1989): Théâtres du corps. Le psychosoma en psychanalyse. Paris (Gallimard). [dt. (1991): Theater des Körpers. Weinheim (Internationale Psychoanalyse).]
Mendelsohn, D. (2007): Les disparus. Paris (Flammarion). [dt. (2010): Die Verlorenen. Köln (Kiepenheuer & Witsch).]
Michard, P. (2017): La thérapie contextuelle de Boszormenyi-Nagy. Enfant, dette et don en thérapie familiale. Louvain-la-Nueve (DeBoeck supérieur), 2e éd.
Mijolla, A. d. (1986): Les visiteurs du moi. Fantasmes d'identification. Paris (Les Belles Lettres), 2e éd, rev. e. corr.
Mijolla, A. d. (2017): L'identification selon Freud. Une notion en devenir. Paris (In Press).
Miller, A. (1983): Am Anfang war Erziehung, Frankfurt a. M. (Suhrkamp).
Miller, A. (1993): La connaissance interdite. Affronter les blessures de l'enfance dans la thérapie. Paris (Aubier).
Miller, A. (2014): Notre corps ne ment jamais. Paris (Flammarion).
Millet, A. (2010): Psychanalystes, qu'avons-nous fait de la psychanalyse? Paris (Seuil).
Miquel, P. (2003): L'Exode. 10 mai – 20 juin 1940. Paris (Le Grand Livre du Mois).
Mizubayashi, A. (2019): Âme brisée. Paris (Gallimard).
Monhoval, P. e. F. Lotstra (2014): Transmission transgénérationnelle des traits acquis par l'épigénétique. *Cahiers de psychologie clinique* 43: 29–42.
Mugnier, J.-P. (2012): Ces familles qui ne demandent rien. Paris (Fabert).
Mugnier, J.-P. (2021): L'enfant face à la souffrance de ses parents. Paris (Fabert).
Nachin, C (2010): À l'écoute des fantômes. Paris (Fabert).
Naifeh, S. a. G. White Smith (2012): Van Gogh: The Life. New York (Random House).
Nobécourt, L. (2019): Le chagrin des origines. Paris (Albin Michel).

Obissier, P. (2006): Décodage biologique et destin familial. Changer son regard sur la maladie. Barret-sur-Méouge (Le Souffle d'Or).

Papageorgiou-Legendre, A. e. P. Legendre (1990): Filiation. Fondement général de la psychanalyse. Paris (Fayard).

Patou-Mathis, M. (2020): L'homme préhistorique est aussi une femme. Paris (Allary).

Perls, F., R. Hefferline e. P. Goodman (2000): Gestalt-thérapie. St. Romain la Virvée (L'Exprimerie).

Perroud, N. (2014): Maltraitance infantile et mécanismes épigénétiques. *Information psychiatrique* 90 (9): 733–739.

Picard, D. e. M. Edmond (2013): L'École de Palo Alto. Paris (PUF).

Picq, P. (2020): Et l'évolution créa la femme. Coercition et violence sexuelles chez l'homme. Paris (Odile Jacob).

Platon (2008): Das Gastmahl. Herausgegeben und übersetzt von Thomas Paulsen. Ditzingen (Reclam).

Porot, M. (2014): L'enfant de remplacement. Paris (Frison-Roche), Neuaufl.

Preljocaj, C. (2007): Le bonheur pour une orange n'est pas d'être un abricot. Bernex-Genève/Saint-Julien-en-Genevois (Jouvence).

Prévert, J. (1989): Gedichte und Chansons. Französisch und Deutsch. Aus dem Französischen von Kurt Kusenberg. Reinbek bei Hamburg (Rowohlt).

Proust, M. (1992): À l'ombre des jeunes filles en fleur. Paris (Hachette).

Proust, M. (1994): Unterwegs zu Swann. Aus dem Französischen von Eva Rechel-Mertens. Frankfurt a. M. (Suhrkamp).

Rechtman, R. (2013): Les vivantes. Paris (L. Scheer).

Rechtman, R. e. D. Fassin (2007): L'empire du traumatisme. Enquête sur la condition de victime. Paris (Flammarion).

Regard, J. (2007): Les émotions tout simplement. Paris (Eyrolles).

Reich, W. (1999): L'irruption de la morale sexuelle. Paris (Payot).

Reich, W. (2006): L'analyse caractérielle. Paris (Payot).

Reik, T. (1976): Dreißig Jahre mit Sigmund Freud. München (Kindler).

Renard, L. (2006): Le cancer apprivoisé. Les ressources insoupçonnées de l'être humain. Aubagne (Quintessence).

Ricard, M. e. W. Singer (2017): Cerveau et méditation. Dialogue entre le bouddhisme et les neurosciences. Paris (Le Grand Livre du Mois).

Riché, D. (2008): Micronutrition, santé et performance. comprendre ce qu'est vraiment la micronutrition. Bruxelles (De Boeck).

Rimbaud, A. (2021): Une saison en enfer. Eine Zeit in der Hölle. Französisch/Deutsch. Ditzingen (Reclam).

Rizzolati, G. e. C. Sinigaglia (2008): Empathie und Spiegelneuronen. Die biologische Basis des Mitgefühls. Frankfurt a. M. (Suhrkamp).

Robert, S. (2019): Le phallus et le néant [Film]. Verfügbar unter: https://www.dragonbleutv.com/documentaires/le-phallus-et-le-neant [03.07.2023].

Rochel, S. (2013): Survivre à l'enfer. Se reconstruire après l'inceste. Paris (La Boîte à Pandore).
Rogers, R. (1992): Les demoiselles de la Légion d'honneur. Paris (Plon).
Romano, H. (2013): L'enfant face au traumatisme. Paris (Dunod).
Rosenthal, R. a. L. Jacobson (1968): Pygmalion in the Classroom. *The Urban Review* 3: 16–20.
Rosnay, J. d. (2018): La symphonie du vivant. comment l'épigénétique va changer votre vie. Paris (Les liens qui libèrent).
Rouaux, A. e. M. Garreau de Labarre (2019): Secrets de famille. L'héritage invisible. In: »Le monde en face«, France 5, ausgestrahlt am 24.04.2019.
Salmona, M. (2013): Le livre noir des violences sexuelles. Paris (Dunod).
Salmona, M. (2015): Violences sexuelles. Les 40 questions-réponses incontournables. Paris (Dunod).
Salmona, M. (2016): Châtiments corporels et violences éducatives. Pourquoi il faut les interdire en 20 questions-réponses. Paris (Dunod).
Salmona, M. (o. J.): Memoire Traumatique et Victimolgie. Verfügbar unter: https://www.memoiretraumatique.org [01.06.2023].
Scala, H. (2008): Des ancêtres encombrants? Se réconcilier avec son histoire familiale. Gap (Le Souffle d'Or), 2e éd.
Schützenberger, A. (2015): Aïe, mes aïeux! Liens transgénérationnels, secrets de famille, syndrome d'anniversaire, transmission des traumatismes et pratique du génosociogramme. Paris (Desclée de Brouwer), 16e éd. [dt. (2012): Oh, meine Ahnen! Wie das Leben unserer Vorfahren in uns wiederkehrt. Heidelberg (Carl-Auer), 10. Aufl. 2021.]
Schützenberger, A. e. J. É. Bissone (2008): Sortir du deuil. surmonter son chagrin et réapprendre à vivre. Paris (Payot).
Schützenberger, A. e. G. Devroede (2005): Ces enfants malades de leurs parents. Paris (Payot).
Sellam, S. (1997): Enquêtes psychosomatiques. La-Penne-sur-Huveaune (Quintessence).
Sellam, S. (2019): Le syndrome du gisant. Saint-Drézéry (Bérangel).
Semprún, J. (2002): Der Tote mit meinem Namen. Frankfurt a. M. (Suhrkamp).
Semprún, J. (2012): Le fer rouge de la mémoire. Paris (Gallimard).
Sheldrake, R. (2005): Les pouvoirs inexpliqués des animaux. Pressentiment et télépathie chez les animaux sauvages et domestiques. Paris (J'AI LU).
Shimazaki, A. (2010): Le poids des secrets. Arles (Actes Sud).
Simonton, C. e. R. Henson (1999): L'aventure d'une guérison. Paris (J'AI LU).
Springora, V. (2020): Die Einwilligung. München (Karl Blessing).
Stéphane, J. (2018): Combattre l'abus sexuel des enfants. Qui abuse? Pourquoi? Comment soigner? Paris (Desclée De Brouwer).
Sueur, C. (2018): Les conséquences génétiques des essais nucléaires français dans le Pacifique, chez les petits-enfants des Vétérans du

Centre d'Expérimentation du Pacifique et des habitants des Tuamotu Gambiers. Verfügbar unter: https://archives.defense.gouv.fr/content/download/611960/10248680/analyse%20du%20rapport%20Dr%20Sueur%20-%20Les%20Cons%C3%A9quences%20G%C3%A9n%C3%A9tiques%20des%20Essais%20Nucl%C3%A9aires%20fran%C3%A7ais.pdf

Tchilinguirian, C. (2011): L'impact transgénérationnel du génocide chez les Arméniens du Liban Dissertation. Paris VIII Octaviana (Digitale Bibliothek der Universität Paris).

Tenenbaum, S. (2017): Dépasser ses traumatismes. Paris (Leduc).

Teper, L. (2019): Un cadenas sur le cœur. Meudon (Quidam).

Thomas, E. (2004): Le sang des mots. Les victimes, l'inceste et la loi. Paris (Desclée de Brouwer).

Tisseron, S., P. Hachet, C. Nachin, N. Rand, J.-C. Rouchy e. M. Torok (2012): Le psychisme à l'épreuve des générations. Clinique du fantôme (Inconscient et culture). Paris (Dunod), 2e éd.

Treffert, D. A. (2006): Extraordinary People. Lincoln NE (iUniverse).

Van Gogh, V. (2017): Briefe. München (C. H. Beck).

Varela, F., E. Thomson e. E. Rosch (2017): L'inscription corporelle de l'esprit. Sciences cognitives et expérience humaine. Paris (Points).

Vegh, C. (1980): Je ne lui ai pas dit au revoir. Des enfants de déportés parlent. Paris (Gallimard).

Vigan, D. d. (2013): Rien ne s'oppose à la nuit. Paris (Le Livre de Poche).

Vinterberg, T. (1998): Das Fest [Film].

Waintrater, R. (2011): Refus d'hériter: la transmission au regard du génocide. *Champ psy* 60: 141–154.

Watzlawick, P., J. Beavin e. D. Jackson (2014): Une logique de la communication. Paris (Points).

Watzlawick, P., J. Weakland e. R. Fisch (2014): Changements. Paradoxes et psychothérapie. Paris (Seuil).

Winckler, M. (2005): Plumes d'ange. Paris (Gallimard).

Yourcenar, M. (1974): Souvenirs pieux. Paris (Gallimard).

Yung-de Prévaux, A. (1999): Un amour dans la tempête de l'histoire. Jacques et Lotka de Prévaux. Paris (du Félin).

Zajde, N. (2005): Enfants de survivants. La transmission du traumatisme chez les enfants des juifs survivants de l'extermination nazie. Paris (Odile Jacob).

Ziegler, J. (2008): Les vivants et la mort. Paris (Seuil).

Zorn, F. (1982): Mars. Je suis jeune et riche et cultivé, et je suis malheureux, névrosé et seul. Paris (Gallimard).

Über die Autorin

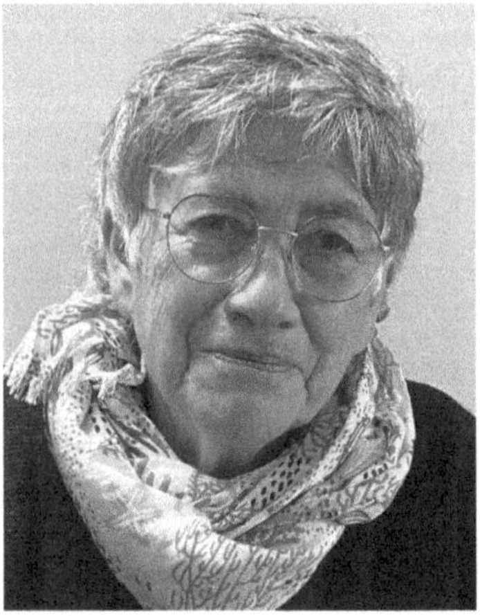

Barbara Couvert, Psychosoziologin, Gestalttherapeutin, Studium der Soziologie; Weiterbildungen in Gestalttherapie, Psychodrama, Psychogenealogie (bei Anne Ancelin Schützenberger); langjährige Sonderbeauftragte für Berufseingliederung. Veröffentlichung u. a.: *Au coeur du secret de famille* (2020).